Helmut Franz Kapl · Unübliches Heilen mit Steinen, Rückführungen und Engeln

Helmut Franz Kapl

Unübliches Heilen mit Steinen, Rückführungen und Engeln

AUGUST VON GOETHE LITERATURVERLAG

FRANKFURT A.M. • LONDON • NEW YORK

Die neue Literatur, die – in Erinnerung an die Zusammenarbeit Heinrich Heines und Annette von Droste-Hülshoffs mit der Herausgeberin Elise von Hohenhausen – ein Wagnis ist, steht im Mittelpunkt der Verlagsarbeit. Das Lektorat nimmt daher Manuskripte an, um deren Einsendung das gebildete Publikum gebeten wird.

Bibliografische Information der Deutschen Nationalbibliothek
Die Deutsche Nationalbibliothek verzeichnet diese Publikation in der Deutschen Nationalbibliografie; detaillierte bibliografische Daten sind im Internet abrufbar über http://dnb.d-nb.de.

Titelbild: Dee / Pixabay

Websites der Verlagshäuser der Frankfurter Verlagsgruppe:

www.frankfurter-verlagsgruppe.de
www.frankfurter-literaturverlag.de
www.frankfurter-taschenbuchverlag.de
www.public-book-media.de
www.august-von-goethe-literaturverlag.de
www.fouque-verlag.de
www.weimarer-schiller-presse.de
www.deutsche-hochschulschriften.de
www.prinz-von-hohenzollern-emden.de

Gedruckt auf säurefreiem, alterungsbeständigem Papier, hergestellt aus chlorfrei gebleichtem Zellstoff (TcF-Norm).

Printed in the EU

ISBN: 978-3-8372-2776-5

Ein Unternehmen der
FRANKFURTER VERLAGSGRUPPE GMBH
Mainstraße 143
D-63065 Offenbach
Tel. 069-40-894-0 • Fax 069-40-894-194
E-Mail: lektorat@frankfurter-literaturverlag.de

Inhalt

Rückführungen *99*

HEILEN MIT STEINEN

Steintherapie ersetzt keine ärztliche Behandlung. Ist lediglich Ergänzung bei Therapie.

Zum Heilen mit Steinen verfasste Helmut Kapl die „Analytische Steinheilkunde“.

Er verfasste auch: „Geheimnisse der Südsee“, 2. Auflage, erschienen 2009 im August von Goethe Literaturverlag in Frankfurt, 248 Seiten, 73 Farbtafeln und goldene Blume des Lebens am Umschlag, Preis 14,90 Euro; ISBN 978-3-86548-974-6. Vom Autor wurde dieses Buch aus eigenem und mithilfe von Freunden an mehr als 600 Einrichtungen für Alte, Behinderte und Tumor Erkrankte in ganz Österreich verschenkt. Schließen Sie sich dieser Aktion an! Schenken Sie entweder solchen Menschen oder Einrichtungen oder sich selbst diese Werke. Sie schenken sich und anderen damit Ermutigung und Freude.

Danach sind folgende Bücher ebenfalls im August von Goethe Literaturverlag erschienen: Leitfaden für energetische Praxis“ mit einem Teil über die analytische Steinheilkunde 2010 „Geheimnisse einer Dualseele“ 2011, „Ukraine Kulturreisen“ 2016, „Die östliche Adria, von Albanien bis Triest“ 2019, „Der Privatisierungskrimi“ 2021, „Geheimnisse der Südsee – Teil II“ sowie „Wale und Delfine“ 2022, „Russland Kulturreisen“, „Türkei Kulturreisen“ und „Kulturreisen nach Süd- und Zentralafrika sowie auf die Kanaren“ 2023 und zuletzt 2024 „Andalusien und der Jakobsweg“.

Bei Mymorawa veröffentlichte er „Geheimnisvolles Armenien“ 2017 und „Israel in Briefen und mit Isi Markus“ 2018“.

Vorwort

Nach mehreren Seminaren über die Steinheilkunde bei Ing. Christian Galko, Leiter des Forums für Radiästhesie und Geobiologie, erwachte in mir wieder die Liebe zu dieser faszinierenden Welt der Kristalle und Mineralien. Ich konnte dabei erkennen, dass der große Baumeister aller Welten alle Formen seiner heiligen Geometrie in diesen Wesenheiten niedergelegt hatte und dass diese Formen sich über die Nahrung im weitesten Sinne auch als Bausteine in unseren Körpern manifestiert haben. Zwischen den Steinen und den Menschen bestehen daher Resonanzen wie in der Homöopathie.

Große Geister unserer zivilisierten Welt wie Sokrates, Hildegard von Bingen und Paracelsus, um nur drei zu nennen, haben schon über diese Zusammenhänge gewusst und dieses Wissen zur Heilung und zum Wohle der Menschheit angewendet. In der neueren Zeit hat sich dieses Wissen jedoch noch sehr stark weiterentwickelt und immer neue Steine werden auf ihre Tauglichkeit von einschlägigen Kreisen geprüft und zur Empfehlung freigegeben, wenn alle den gleichen Wirkzusammenhang festgestellt haben.

Es wurde aber auch ein sehr ausgeklügeltes **System von Steinetests** entwickelt, die dabei helfen, den Menschen aufzuzeigen, wo sie von Blockaden oder Mangelerscheinungen auf den verschiedenen Ebenen des Seins (spirituell, seelisch, mental, körperlich) in ihrer Entwicklung gehemmt bzw. krank gemacht werden. Die Steine dienen hier als wichtige Spiegel. Angeregt durch die Arbeiten von **Michael Gienger, der wohl bedeutendste Vertreter der Steinheilkunde** im deutschsprachigen Raum, habe ich aus seiner analytischen Steinheilkunde einen mathematisch analytischen Steinetest entwickelt. Dabei ging ich von der Überlegung aus, dass in meinem Testsatz von 120 Steinen die 8 Kristallsysteme (inklusive der amorphen Steine) mit jeweils einer bestimmten Anzahl oder in einem bestimmten Prozentsatz vertreten sind. Vergleicht man nun diesen Prozentsatz mit den Wermten, die sich durch die Auswahl der Testperson ergeben, so erkennt man, welchen Stil die Testperson bevorzugt bzw. nicht mag. Findet sich die Testperson auf der negativen Seite des Stils, ist es empfehlenswert, dass sie sich zuerst einmal eingehend mit wichtigen Repräsentanten dieses Kristallsystems auseinandersetzt, um so sich auf die positive Seite des Stils einzustimmen. Will die Testperson jedoch bisher unterbewertete oder vernachlässigte Lebensstile kennenlernen, braucht sie sich nur mit diesen korrespondierenden Steinen beschäftigen. In gleicher Weise wird ermittelt, welchem Bildungs- (Entstehungs-) –Prinzip der Steine der Zustand der Person am ehesten entspricht, also dem Zustand des Neubeginns, der Ordnung oder des Loslassens. Will man bei der Änderung nachhelfen, empfiehlt Gienger Urlaube oder Aufenthalte in jenen Gegenden, wo diese Bildungsprinzipien geologisch vorherrschen.

Es war mir daher ein Bedürfnis, dieses gesammelte Wissen für mich und für Lernende und Praktizierende zusammenzustellen. Wenn ich bestimmte Heilungszusammenhänge festgehalten habe, will ich das wie mein Lehrer Galko so verstanden wissen, dass ich dieses Wissen im Kompetenzbereich von Ärzten jeweils nur für mich so anwenden würde, wobei ich natürlich in diesen Fällen zuvor stets einen Arzt konsultieren würde. Denn abgesehen von einigen wenigen Krankheiten, können diese Ärzte, die so wie meine 2015 nach 50 Jahren Beisammenseins verstorbene Ehefrau und praktische Ärztin eine einschlägige Ausbildung genossen hatten, am besten unregelmäßige Körper- und Geisteszustände beurteilen und auch die richtigen Therapievorschläge machen. Bei den nicht wenigen Fehldiagnosen, die in meiner Familie und bei mir schon vorgekommen sind, empfiehlt es sich aber auch, bei den Ärzten Vorsicht walten zu lassen und allenfalls Zweitmeinungen einzuholen.

Das hier niedergelegte Wissen sehe ich daher als gute Ergänzung und Unterstützung des Arztes an, allerdings nur, soweit es sich um körperliche und geistige Erkrankungen sowie um Heilungsvorgänge handelt. In spiritueller, mentaler und vor allem auch seelischer Hinsicht hat die Steinheilkunde ein über das ärztliche Wissen hinaus gehendes Eigenleben, das daher neben der Heilkunde eine eigenständige Berechtigung hat, wie z.B. bei der Frage der Lebensstile oder beim Stand der Entwicklung.

Bildungsprinzipien

Damit werden die Zusammenhänge der Bildungsprinzipien der Gesteine und Mineralien und ihre Wirkung auf uns Menschen aufgezeigt.

Die Natur kennt drei verschiedene Bildungsprinzipien: die primären, sekundären und tertiären.

1. **Heilwirkung von Magmatiten und Primär-Mineralien: Neubeginn:** Das primäre Bildungsprinzip zeigt einen Kristallisationsprozess aufgrund der Abkühlung und Erstarrung einer magmatischen Flüssigkeit.

   Der erste Faktor:
   Die Mineralstoffe des Magmas stellen dabei das Bildungspotential, die Veranlagung dar. Denn durch sie ist bereits entschieden, was überhaupt entstehen kann. Den Kristallisationsprozess jedoch legen die Faktoren Druck, Hitze, Raum und Zeit fest, wodurch entschieden wird, auf welche Weise das vorhandene Potenzial ausgebildet und verwirklicht wird.

   Vom ersten Moment unseres Daseins an sind wir, neben essen und schlafen, hauptsächlich damit beschäftigt, zu lernen. Die Lernleistung der kleinen Kinder ist immens. Dafür mussten schon bestimmte Veranlagungen in der Wiege vorhanden sein. Und diese Veranlagungen unterscheiden uns von anderen Wesen, von einem Baum, der wesentlich älter wird, von einem Vogel, der fliegen kann. Diese Veranlagung ist daher so bestimmend wie das Magma für das Primär-Gestein und stellt das Potenzial dar, wer oder was wir werden können.

Doch es gibt einen zweiten Faktor:

Wir müssen auch dazu den **Raum**, die **Zeit**, die **Energie** und die Möglichkeit haben, sie zu entwickeln und auszubilden.

Mineralien und Gesteine können zwar unsere **Veranlagung** nicht verändern, jedoch können sie uns helfen, das innere **Potenzial** zu entwickeln und zu entfalten. Sie unterstützen die notwendigen Lernprozesse aufgrund des ähnlichen Bildungsprinzips.

In allen Lebenssituationen, in denen wir einen **Neuanfang** in unserem Leben vollzogen haben, der uns mit vielen neuen Eindrücken konfrontiert oder eine Menge **Lernaufgaben** beschert, sind diese Steine die erste Wahl. Sie fördern den notwendigen Wachstumsprozess und helfen bei jenen Krankheiten, die typischerweise in diesen Situationen auftreten.

2. Heilwirkung von Sedimenten und Sekundär-Mineralien: Ordnung

Sedimente und Sekundär-Mineralien erleichtern uns, Prägungen durch Übereinstimmung und Glaubenssätze sowie aus schmerzlichen Erfahrungen aufzudecken, bewusst zu machen und aufzulösen. Sie helfen, sich neu zu orientieren, neue Erfahrungen von einem anderen Standpunkt zu betrachten und den aktuellen Situationen angemessenere Strategien zu entwickeln. In allen Lebenssituationen, in denen wir in Auseinandersetzung mit unserer Umwelt oder unseren Mitmenschen sind, unabhängig davon, ob diese nun aktueller Natur sind oder längst der Vergangenheit angehören, sind diese Heilsteine die erste Wahl.

Die Heilung aller Krankheiten, die durch die Auseinandersetzung oder auch Vermeidung solcher Konflikte entstehen, wird dadurch gefördert.
Denn: „Das sekundäre Bildungsprinzip stellt einen Prozess dar, bei dem feste Strukturen eines bestehenden Gesteins durch Umwelteinfluss aufgelöst werden. Die aus dem Gestein freigesetzten Mineralstoffe bilden dabei gemeinsam mit den von der Umwelt herangetragenen Stoffen anschließend **neue Mineralien**".

Feste **Muster** nützen meist später nichts: Funktionierte bei den Eltern die Taktik: „Laut brüllen, dann krieg ich alles", so brauchen wir uns nicht zu wundern, wenn uns später niemand mag, solange wir mit der Brüllerei nicht aufhören. Oder hatten wir als Kind die Überlebensstrategie: „Mund halten bedeutet, keine drauf zu kriegen". Wir brauchen uns aber später im Beruf nicht wundern, immer die übelsten Aufgaben zu bekommen, sind wir doch dafür bekannt, dass wir nie protestieren

3. Heilwirkungen der Tertiär-Mineralien und Metamorphiten: Loslassen

Sie regen den inneren **Umwandlungsprozess** an: Sie fördern die kritische Selbst-Reflektion und helfen uns, zu erkennen und zu verstehen, was keinen Bestand in unserem Leben hat und was wir beenden müssen, weil es uns unzufrieden macht. Sie bringen radikale Veränderungen hin zu einem erfüllteren, sinnvollen Leben mit sich. Sie helfen daher auch bei allen Krankheiten, die ihre Wurzel in der Angst, etwas loszulassen, in nicht vollzogenen Veränderungen oder in einer Lebensführung haben, in der wir keinen Sinn mehr finden. Indem sie innere Transformationen anregen, helfen sie uns, Verhaftungen, Gewohnheiten und Kompromisse zu überwinden.

In allen Lebenssituationen, in denen wir eine starke innere Unzufriedenheit empfinden, das Gefühl haben, etwas verändern zu müssen, aber nicht wissen, was. Oder wenn wir vor einer Veränderung stehen, jedoch Angst haben, weil wir nicht wissen, was danach kommt, sind diese Steine die erste Wahl. Die Heilung von Krankheiten aus solchen inneren Konflikten wird durch sie gefördert.

Denn: „Das tertiäre Bildungsprinzip stellt einen Umwandlungsprozess dar, bei dem von innen heraus alles in eine neue Form überführt wird, was unter Druck und Hitze nicht beschädigt war. So bilden sich aus den bestehenden durch Gestaltwandlung und Stoffaustausch neue Mineralien".

So auch beim Menschen: Der Druck und die Hitze in uns können in eine Phase der Unzufriedenheit führen, in der wir uns selbst gegenüber sehr kritisch werden. Alles wird auf seinen Sinn und Wert für unser Leben überprüft, und wir beginnen, **radikal aufzuräumen**: Faule Kompromisse, überflüssige Gewohnheiten, nostalgische Relikte, sowie sinnlose Regeln und Gesetze werden abgestellt und durch aufrichtige Einigung, notwendige Tätigkeiten, zeitgemäße Ansichten und sinnvolle Vereinbarungen ersetzt. So gestalten wir unser Leben zu einer vollkommen neuen Form.

Anwendung der Entstehungsprinzipien

Erste Möglichkeit:
Wählen Sie einen **Ort**, wo das entsprechende Gestein den Untergrund bildet und halten Sie sich dort einen, besser aber drei Tage auf oder
Wählen Sie aus der Tabelle die Mineralien entsprechender Bildung aus.

Die Aufenthaltsorte entnimmt man den geologischen und petrographischen Karten, um die richtigen Böden aufzuspüren (Landesvermessungsämter oder geologische Landesämter. Typische Gesteine für

Die primäre Bildung sind: Granit, Syenit, Diorit, Gabbro (als Plutonite); Rhyolit, Trachyt, Basalt, Phonolith und Vulkantuff (Lavagestein)
Die sekundäre Bildung sind: Sandstein, Brekzien, Konglomerat, Tongesteine sowie Kalkstein, Dolomit und Gipsgesteine.
Die tertiäre Bildung sind: Gneis, Glimmerschiefer, Phyllit, Amphibolit, Serpentinit, Hornfels und Marmor.
Verbringt man viel im Freien und in Bewegung, ist die Einwirkung der Gesteine so stark, dass Sie schon sehr schnell Veränderungen erleben werden. Am dritten Tag wird der Einfluss am spürbarsten. Es ist der sog. kritische Tag.

Zweite Möglichkeit:
Wählt man hingegen aus der Tabelle die **Steine** aus, ist die Einwirkung nicht so stark wie bei einem Aufenthalt. Man trägt dieses Mineral stets bei sich. Hier ist besonders der dritte und siebente Tag zu beobachten. Denn offenbar scheinen Erneuerungsprozesse Dreier- und Siebener-Rhythmen zu unterliegen.

Kristallstruktur als Lebensstil

Die Beschreibung der verschiedenen „Lebensstile“ zeigen **acht** verschiedene **Möglichkeiten** des menschlichen **Verhaltens**, des persönlichen Erlebens und der individuellen Lebensführung auf. Es sind **Grundmuster**, aus denen wir eines als Überlebensstrategie für unser ganzes Leben oder unsere momentane Lebenssituation gewählt haben. Da diese Grundmuster im Zusammenhang zu den Kristallsystemen der Mineralien stehen, sind jene Mineralien, die die uns entsprechende Kristallstruktur besitzen, in besonderer Weise als Heilsteine für uns geeignet.

Der Reihenfolge nach unterscheiden wir den jeweiligen Kristallsystemen entsprechende acht folgende Lebensstile:

Den kubischen, den hexagonalen, den trigonalen, den tetragonalen, den rhombischen, den monoklinen, den triklinen und den amorphen.

Der kubische Lebensstil: Ordnung

So wie das kubische Kristallsystem durch eine quadratische Struktur kennzeichnet und dadurch sehr regelmäßig wird, so weist

a) Die positive Seite des Stils:

auch der zugehörige Lebensstil **geregelte Strukturen** auf. Nichts dem Zufall überlassen, Ordnung und Überschaubarkeit sind sehr wichtig. Um alles im „Griff" zu behalten, schaffen wir Strukturen in allen Lebensbereichen, alle Dinge erhalten in unserem Lebensraum ihren Platz, und zwar in allen Bereichen, die wir als „unsere Bereiche" definieren oder anerkennen. Stichworte zu weiteren Eigenschaften: Zeit strukturiert, feste Gewohnheiten im Tagesablauf, gleichbleibende Rituale, Pünktlichkeit, vorausschauende Planung, Übersicht über die Konsequenzen, schaffen überall Ordnung, logisches Denken, systematische Ursachenforschung, Risiko sollte kalkulierbar sein, daher Ursache-Wirkungs-Zusammenhänge und Objektivität wichtig. Gefühle haben ihren Platz, lehnen Leitung durch Gefühle ab, sie sind ein zu unsicherer Boden. Kontrollieren Gefühle und sind Herr darüber. Vorliebe für gleichbleibendes Erscheinungsbild: bevorzugen Lieblingsfarben und Kleidungsstücke, tragen sie bis zur völligen Abnutzung, den Körper pflegen wir auch konstant,

b) Die negative Seite des Stils:

behalten aber auch die schlechten Gewohnheiten bei: Der **Haupterkrankungsgründe** des kubischen Lebensstils sind folgende **Gewohnheiten**: Fehlernährung, Rauchen, Alkohol, ungesunder

Lebensrhythmus und andere Dinge, von denen wir uns mitunter kaum trennen können, auch wenn uns der Arzt noch so bedrängt. Größte Schwäche: Mangelnde Flexibilität: geistig zu sehr abhängig von Bekanntem und zu wenig Spontaneität bei Unvorhergesehenem. Scheitern wohlüberlegter Pläne hat schwere Krise und Orientierungslosigkeit zur Folge. Solche Niederlagen verstärken den Drang zu mehr Sicherheit und Kontrolle, Gefahr zur **„Verkopfung“**, Überbetonung von Ratio und Logik, verdrängen Intuition, Gefühle, Empfindungen, dass eigene Existenz nicht mehr wahrgenommen wird. Beginn des Teufelskreises nach unten. Gewohnte Verhaltensmuster loszulassen scheitert, sehen keine anderen Handlungsmöglichkeiten mehr (Tunnelblick). Eigene Vorstellungen und Meinungen werden so festgefügt, ihr Erhalt wird uns wichtiger als die Wirklichkeit. Beispiel Hegel: Vorlesung, Student nachher: Die Wirklichkeit ist aber ganz anders. Hegel: Wie schade um die Wirklichkeit. Statt sich der Wirklichkeit anzupassen, Bereitschaft, die Realität zu zwingen, sich unseren Vorstellungen anzupassen. Im Extrem: Gewalt zur Durchsetzung der eigenen Vorstellungen: Beispiel: Karl Marx als Schüler von Hegel mit der Diktatur des Proletariats. Revolutionärer Weg durch Gewalt, statt den evolutionären Weg der westlichen Sozialdemokratien zu gehen, durch Wahlen Änderungen herbeizuführen. Ähnlich auch der Nationalsozialismus. Systemerhaltung führt zu unnötigen Komplikationen: Statt nach Fakten vorzugehen, müssen wir planen, überlegen, erfassen, strukturieren, registrieren, analysieren, Prioritäten definieren, delegieren, verwalten und absichern, Folge: Aus einer Gartenpartie wird ein Staatsempfang. Dieses zwanghafte scheint mir ein Wesenszug fast aller Diktaturen. Gienger im Wortlaut: „Noch problematischer werden unsere ganzen Regeln und Gesetze, wenn wir sie so überbetonen, dass wir wirklich nur noch in den vorgefertigten Mustern lebensfähig sind. Dann wird jede vom Außen bedingte Veränderung zur Bedrohung, jede Kritik zum persönlichen Angriff, alle anderen Lebensformen oder Weltanschauungen zur Gefahr, die wir bekämpfen müssen. Unser Denken wird dadurch extrem negativ gepolt: Wir sehen nur noch die Fehler, Schwierigkeiten, Misserfolge und Gefahren, und unsere Logik und Ratio verwenden wir ausschließlich dazu, diese Betrachtungen durch das Sammeln „passender“ Informationen zu stützen. Selbst angebotene Hilfe weckt dann Misstrauen. Der Standpunkt „Die Welt ist schlecht (zu mir)“ lässt sich ausbauen, wodurch zwangsläufig die eigenen Denk- und Verhaltensmuster zu („kleinkarierten“) Festungen werden“. Zitat Ende. Gipfel dieses Verhaltens: Selbsttötung zur Aufrechterhaltung der eigenen Vorstellung, Weltanschauung oder Ideologie. Damit meint Gienger nicht nur die Kamikaze-Einsätze oder Selbstmordattentäter, die glauben, für eine gute Sache zu sterben, sondern der millionenfache alltägliche Fehler, aufgrund der Verhaftung an bestimmte Verhaltens- und Denkmuster sein Leben wegzuwerfen: Aufgrund von Vorurteilen als Schwerkranker z.B. wirkungsvolle „alternative“ Therapien abzulehnen; trotz Schmerzen nicht zum Arzt zu gehen; die Ernährung nicht zu ändern, weil man nicht glaubt, dass das hilft; betrunken Auto zu fahren, weil man ganz sicher ist, dass man alles unter Kontrolle hat; sich zu Tode arbeiten, weil einem Geld, Stellung oder Karriere wichtiger sind als Gesundheit oder Leben. Das gilt auch beim Rauchen, weil wir glauben, dass uns das nicht schaden kann, ist doch auch der rauchende Großvater ja auch 80 Jahre alt geworden. Diese Dinge geschehen einfach aus dem Grund heraus, dass man an bestimmten Betrachtungen stur festhält bzw. neue Perspektiven nicht zulässt. Und das ist eben „typisch kubisch“.

c) Die Positive Nutzung des Stils:

Der kubische Stil hat aber auch das gegenteilige Potential, und zwar die Fähigkeit „**groß zu denken**“. Der Überblick über verschiedene Zusammenhänge. Uns als Teil eines größeren Plans zu sehen, Zufälle des Lebens als Fingerzeig des Himmels und eigene Lebens-“Muster“ als Teil übergeordneter Strukturen erkennen. So ordnen wir uns in die Strukturen unserer Familie, unserer Gemeinschaften sowie in die Gesetze des physikalischen und geistigen Universums ein. Misstrauen und gewaltsame Veränderungen verlieren jegliche Notwendigkeit. Auch wenn wir nicht blind auf Gott und die Welt vertrauen, bleiben wir offen für neue Erfahrungen. Und – typisch kubisch – wir werden extrem lernfähig. Unsere Fähigkeit, Ordnung zu schaffen und größere Zusammenhänge zu überschauen, können wir so hilfreich einsetzen. Da wir weit voraus denken, sind wir in der Lage, schon die richtigen Weichen zu stellen, wenn andere noch gar nicht daran denken, was auf sie zukommt. Unsere Prognosen sind in der Regel sehr fundiert und zuverlässig. Wir sind bestrebt, die Arbeit zu effektivieren, Abläufe zu optimieren und Ergebnisse zu verbessern. Große Ziele sprechen uns an. Gelangen schnell in verantwortliche Positionen und füllen sie aus. Wir wachsen an Herausforderungen und meisterbaren Schwierigkeiten. Mit der erfolgreichen Umsetzung jeder Idee gewinnt die kubische Persönlichkeit. Sie sieht die Konsequenzen ihrer Tat schon zum Zeitpunkt der Handlung. So ist für sie der Erfolg ein Naturgesetz!

Der hexagonale Lebensstil: Effizienz

Die Form des Sechsecks hat den geringsten Umfang im Verhältnis zum Flächeninhalt.

a) Die positive Seite des Stils:
Als hexagonale Menschen sind wir sehr **zielstrebig**. Was wir anstreben, erreichen wir auch. Diese Effizienz bewegte schon die Bienen dazu, ihre Waben als hexagonale Strukturgitter anzulegen. Der kürzeste Weg ist uns der liebste, Ablenkung und Umwege dagegen ein Greul.

b) Die negativen Seiten des Stils:

Dies führt aber auch zu den negativen Seiten der **Scheuklappen-**Mentalität. Denn unsere größten Stärken sind auch unsere größten Schwächen. Da uns das Erreichen des Ziels wichtiger ist als der Weg, unterscheiden wir auch genau zwischen Notwendigem und Überflüssigem. Ein Ziel folgt dem anderen. Wir brauchen stets Ziele vor uns, nicht hinter uns. Statt Erholung, Pause, Entspannung folgt sofort die Suche nach einem neuen Ziel, einer neuen Ausrichtung. Ist dies nicht schnell genug zu finden, wird die innere Leere durch äußere Aktivitäten überbrückt, bis der Körper „die Notbremse zieht". Aus diesem Grund werden hexagonale Ziele oder Ideale oft so hoch angesetzt, dass sie mit Sicherheit nie erreicht werden. Dann besteht die Gefahr der großen Leere nicht, aber wehe allem, was „im Wege" steht. In „Orientierungskrisen" finden vor allem hohe Ideale oder Heilslehren einen fruchtbaren Nährboden bei uns: Die Erleuchtung, das Nirwana, die Unsterblichkeit oder die ewige Seligkeit. Wo immer das versprochen wird, setzt unsere eigene Kritikfähigkeit plötzlich aus: Wir übernehmen die angebotene Lehre ungeprüft, erheben sie zu unserem neuen Ziel, identifizieren uns damit, und finden zu unserer Kraft zurück. Dabei fällt uns oftmals nicht auf, dass nur die Tatsache, ein neues Ziel zu haben, diese positiven Wandlungen in Gang setzt, das Ziel selbst dabei jedoch zweitrangig ist. Schreiben wir die positiven Veränderungen dem Inhalt unseres neuen Ideals zu, so wird die Fixierung auf das neue Ziel sehr stark. Je nachdem, welchen Inhalten wir uns nun verpflichtet fühlen, kann unsere hexagonale Neigung zu Fanatismus verschiedenster Abstufungen führen. Auf gewisse Art ist Fanatismus jedoch immer zerstörerisch, da wir beginnen, unsere eigenen Bedürfnisse und Grenzen zu ignorieren, und es ist nur eine Frage der Zeit, bis wir dies auch von anderen erwarten. Was bisher freiwillige Disziplin und Treue zu den eigenen Prinzipien war, wird nun verwechselt mit Rücksichtslosigkeit und Dogmatismus. Und auch hier besteht im Extremfall die Bereitschaft, unser eigenes Leben und auch das anderer zu riskieren oder zu opfern, nur um einer Idee oder einer Fahne zu folgen.

c) Die positive Nutzung dieses Stils:
Die erste positive Entwicklung des hexagonalen Lebensstils beginnt mit dem einfachen „Walk your talk“ = **„Tu, was Du sagst!“**. Durch die ständige Umsetzung unserer Ideale sammeln wir so Erfahrungen, die entweder unseren Weg bestätigen oder uns Zeichen setzen, dass eine Veränderung notwendig ist. Voraussetzung ist unsere Bereitschaft, unsere Ziele anhand der Erfahrungen zu überprüfen. Wir sollten uns täglich die Möglichkeit einräumen, unser altes Bild aufgrund neuer Tatsachen zu ändern oder einen anderen Weg einzuschlagen. Beides macht uns freier.

Die zweite positive Entwicklungsmöglichkeit ist unsere innere Gewissheit, dass wir unser Ziel erreichen. Dies liegt ja in der Natur der hexagonalen Persönlichkeit. Und wir müssen uns gar nicht besonders anstrengen. Das oft vorhandene Gefühl des Getrieben-seins, die Unruhe und die Selbstüberforderung entstehen oft aus der Angst, das gesteckte Ziel nicht zu schaffen. Wenn wir nun innerlich sicher wissen, also uns bewusstwerden, dass wir die nötigen Fähigkeiten besitzen, können wir das Ganze gelassen angehen. Und diese **Gelassenheit** ist eine bessere Erfolgsgarantie als jegliche Anstrengung, auch wenn wir etwas tun müssen. Dies können wir ja sowieso nicht lassen. Und befreit von Scheuklappen und gewappnet mit Konsequenz, innerer Sicherheit und Gelassenheit legen wir ein enormes Tempo an den Tag. Karriereleitern erobern wir im Sturm, die gewünschte persönliche Entwicklung geht zügig voran. Individualismus und Gemeinschaftssinn sind keine Widersprüche mehr, sondern sie ergänzen sich. Letztlich wird uns bewusst: **Der Weg ist das Ziel.**

Der trigonale Lebensstil: Toleranz

Das Dreieck ist die einfachste geometrische Form – und ebenso ist auch

a) Die positive Seite des Stils:
der trigonale Lebensstil im Grunde genommen sehr **einfach**. Ist uns dieser Lebensstil zu eigen, so führen wir ein schlichtes, unkompliziertes Leben, sehr beständig und geruhsam. Zwar schätzen wir die Bequemlichkeit eines gewissen Luxus durchaus, sofern er bezahlbar ist, doch sind wir nie bereit, für Reichtum oder Macht einen überhöhten Preis zu bezahlen. Unsere Lebensprinzipien sind sehr pragmatisch und realistisch. Devise: Minimaler Aufwand – maximaler Erfolg. Wir sind gegen übereilte Schritte, lassen Dinge auf uns zukommen. Gehen Arbeit und Vorhaben gemütlich an. Motto: Eines nach dem anderen. Lieben Pausen und den Feierabend. Hektiker und Stress verbreitende Menschen nerven uns.

Handeln pragmatisch und sind sehr geschickt bei Vereinfachungen, wollen Leben einfacher machen. Komplizierte Theorien sind nicht unser Fall. Für uns zählt, ob etwas funktioniert. Werden daher oft Meister unseres Faches oder Berufes. Unsere Ergebnisse sind verwertbar und anwendbar. Andere holen sich gerne praktischen Rat oder Beistand bei uns. Haben wir nicht gleich eine Lösung, sind wir überzeugt, es wird schon werden und können entspannt schlafen, bis der rettende Einfall kommt.

Wir meiden Auseinandersetzungen, schätzen häuslichen Frieden und die Gemütlichkeit. Daher lieben wir den Genuss und lassen uns auch gerne einmal gehen. Das zeigt sich auch körperlich: sind runder als der Bevölkerungsdurchschnitt, besitzen einen gewissen Hang zu Fettpölsterchen und Bauchansatz. Denn sowohl Leistungssport als auch das Aufrechterhalten einer Traumfigur sind uns viel zu anstrengend.

b) Die negativen Seiten des Stils:

Bequemlichkeit und **Nachlässigkeit** sind aber mitunter auch unsere Krankheitsfaktoren und behindern die Genesung. Denn wir lieben eher eine gemütliche Kur, als eine aufwendige Diät oder ein anstrengendes Behandlungsprogramm. Das Vereinfachen und Frieden haben wollen, führt oft zu einem Inseldasein, wobei der Horizont beim Gartenzaun endet. Eine zunehmende Oberflächlichkeit resultiert aus Vermeidung unangenehmer Informationen, Personen, Konflikte. Ziehen das Telefon oder Fax dem Hinfahren und persönlichem Gespräch vor. Erleben vor dem TV unsere Abenteuer. Darauf stellt sich leiser Egoismus ein. Gegenseitige Hilfe und das Engagement für eine gute Sache werden vom Interesse am eigenen Wohlbefinden zurückgedrängt. Denn wir nehmen ja auch die Probleme anderer immer weniger wahr. Wir reduzieren die Betrachtung des Mitmenschen immer mehr auf seine Funktionen. So sind wir statt von Mitmenschen nun von Kunden, Verkäufern, Schaffnern, Beamten, Chefs, Untergeben und Klienten umgeben oder wie in Krankenhäusern üblich: nur noch von „Blinddärmen“ oder „Frakturen“.

Das Gefühlsleben verkümmert dann, wenn sich die Oberflächlichkeit zur **Gleichgültigkeit** entwickelt. Ohne Empfindung halten wir nur die wichtigsten Funktionen aufrecht: Aus Ernährung wird Sättigung, aus Beruf Beschäftigung, aus Familie soziale Absicherung. Statt Ideen und Interesse gibt es Ablenkung, statt Kommunikation einseitige Unterhaltung, statt Lebenssinn Langeweile. Das (geistige) Sterben beginnt langsam und lautlos hinter unseren wohlverschlossenen Türen.

c) Die positive Nutzung dieses Stils:

Das muss aber nicht sein! Sind wir offen und hilfsbereit und bewahren uns das Interesse an einem reichen, sinnerfüllten Leben, wird die Gabe der **Einfachheit** für uns und andere beglückend. Durch unsere Fähigkeit werden wir geschätzte Berater mit treffsicherem Realismus. Wir stützen uns auf Erfahrung und Tradition, trennen leicht Hirngespinste von Tatsachen. Kritik ist fundiert, auf unsere Empfehlung ist Verlass. Unser gesunder Menschenverstand, die natürliche Klarheit im Denken sowie Direktheit und Aufrichtigkeit lassen uns nicht leicht täuschen. Im Gegenteil: Es ist uns möglich, **neutral** zu sein. Ohne Wertung hören wir zu und verstehen so den anderen. Aus dieser Neutralität heraus entwickelt sich die **Toleranz**. Wir nehmen den anderen an, wie er ist. Egal ob wir mit seinem Handeln oder Reden übereinstimmen oder nicht. Durch diese spürbare Toleranz fassen viele Menschen Vertrauen zu uns. Daher wiegen unsere Worte mehr als die Aussagen eines eifrigen Verfechters von Meinungen.

Das Resultat ist die Ausgeglichenheit: Tun und Denken, Verstand und Gefühl harmonieren in einfacher Weise miteinander. Langeweile ist uns fremd. Gottvertrauen und Gelassenheit bilden auch in unsicheren Zeiten die Zuversicht. Es ist uns doch eines sicher: **In der Einfachheit liegt die Wahrheit!**

Der tetragonale Lebensstil: Gefühl

In seiner Form ist das Rechteck dem Quadrat ähnlich. Bei oberflächlicher Betrachtung mag der tetragonale Lebensstil dem kubischen ähneln. Sie sind aber im Kern grundverschieden.

a) die positive Seite dieses Stils:

Gestalten wir das Leben tetragonal, so erwecken wir für andere den Anschein, als wären wir immer sicher in unserem Tun und hätten **alles im Griff**. In Wirklichkeit sind wir davon oft weit entfernt. Was anderen geplant erscheint, ist tatsächlich ein spontaner Einfall. Dennoch sind wir jederzeit in der Lage, absolut logisch zu begründen, was eigentlich rein aus dem Gefühl heraus entschieden wurde. Das tetragonale Leben hat zwei Gesichter: Ein inneres und ein Äußeres.

Wir lieben das Neue und Unbekannte. Jeder Tag ist anders. Stetige Wiederholungen sind uns zuwider. Was einmal abgeschlossen ist, ist abgeschlossen! Daher sind wir auch in der Lage, unbrauchbare Konzepte sofort fallen zu lassen und durch neue zu ersetzen. Wir sind bereit, aus jeder Handlung zu lernen und sie beim nächsten Mal zu verbessern. Für uns selbst stellt sich diese Eigenschaft als enorme Entwicklungsfähigkeit dar, andere empfinden es oft als Unberechenbarkeit.

Diesem Handeln liegen die analytischen Fähigkeiten unseres Denkens und die sprunghafte Natur unseres Gefühlslebens zugrunde. Was wir als richtig empfinden, können wir ohne Mühe auch umgehend logisch begründen. Wir ändern unsere Meinung im Bedarfsfall sehr schnell, wobei wir die neue Meinung sofort mit derselben Intensität vertreten wie am Vortag die alte. Wir können auch bewusst täuschen und problemlos mehrere Identitäten nebeneinander leben. Diese **Veränderlichkeit** spiegelt sich auch im Äußeren wider: Nur durch Wechsel von Kleidung und Haarschnitt z.B. sind wir in der Lage, unsere Erscheinungsweise und unser Image extrem zu variieren. Selbst unser Körpergewicht können wir je nach Lebenssituation schnell verändern. Wir pflegen ihn bewusst so, dass erwünschte Eigenschaften unterstrichen, unerwünschte verborgen werden. Daher ist unser Auftreten meistens eine Demonstration: sei es die Darstellung von Wohlbefinden, Interesse, Reichtum, Macht, Protest, Provokation oder was auch immer.

b) Die negative Seites dieses Stils:
Diese **kontrollierte Selbstdarstellung** birgt jedoch auch eine Gefahr in sich: Wenn wir nicht achtgeben, entwickeln wir eine undurchdringliche Fassade, die uns einen gewissen Schutz bietet, mitunter jedoch auch mühsam aufrechterhalten werden muss.

Dadurch werden wir unehrlich, selbst den Menschen gegenüber, die uns am nächsten stehen. Wir hüten unsere kleinen Geheimnisse, die wir mit niemanden teilen, und laufen dadurch zur Gefahr, innerlich zu vereinsamen, obwohl wir nach außen hin als gesellig und leutselig erscheinen. Wir sind prädestiniert für das **Doppelleben**. Aus dem Zwiespalt heraus, einerseits jedem Gefühl nachgeben zu wollen, andererseits die Kontrolle über das Leben in der Hand zu behalten, können Situationen entstehen, in denen wir gezwungen sind, zu lügen und zu betrügen. Durch eine gewisse Feigheit werden Fehler vertuscht und schlechte Angewohnheiten verschwiegen. Wir bewerten selber diese Dinge schlecht und entwickeln so Scham.

Die Katastrophe tritt ein, wen wir gezwungen werden, uns zu offenbaren oder wenn eines unserer Geheimnisse entdeckt wird. Wir werden zunächst sehr rege, um schnell eine neue Fassade zu errichten, ein Gedankengebilde zu entwerfen, das alles rechtfertigt, oder mit großer Überzeugungskraft alle offenliegenden Indizien wieder umzuinterpretieren und zu verschleiern. Nicht selten haben wir damit Erfolg.

Der vollständige Zusammenbruch ist beim Scheitern die Folge: Wir verlieren das Selbstwertgefühl, schämen uns, fühlen uns minderwertig und werten alles ab, auch die bisher positiven Errungenschaften unseres Lebens. Dieser **„Gesichtsverlust“** wirkt zerstörerisch. Die Aggression wirkt nach außen gegen den Aufdecker und nach innen als Niedergeschlagenheit, Selbstbestrafung, und im Extremfall als Flucht in eine „bessere“ Welt. Sogar die Schizophrenie kann die Folge eines solchen Zusammenbruchs sein; eine typische tetragonale Krankheit: das Leben in mehreren Realitäten gleichzeitig.

Bei Überwindung dieses Tiefs im negativen Sinn errichten wir um uns noch stärkere Mauern. Für unsere Umgebung werden wir zum Unterdrücker: Für uns ist die Gefahr geringer, wenn wir niemand neben uns stark werden lassen. So sind wir dann in der ewigen Sackgasse: so sind wir im Grunde immer einsam.

c) Die positive Nutzung dieses Stils:
Erkennen wir, um wie viel freier wir ohne künstliche Fassade sind, dann öffnen sich neue Chancen. Der tetragonale Lebensstil ist eine Kombination von Gefühl, Spontaneität und analytischem Denken. Wir können so die Fassaden durchdringen und schauen, was dahintersteckt. Der oberflächliche Schein der Dinge ist daher für uns noch lange nicht alles. Wir sind immer bestrebt, den tiefer liegenden Sinn und **verborgene Zusammenhänge** zu finden. Positiv gelebt, stellt der tetragonale Lebensstil das Leben eines **Forschers** dar. Wir geben uns nicht zufrieden mit dem Erreichten, sondern sind bereit, Dinge erneut in Frage zu stellen, Ergebnisse zu überprüfen, neue Interpretationen zu wagen und stets neue Experimente zu wagen. Unsere Gefühle sind dabei oft der Motor: Wenn wir das Gefühl haben, auf der richtigen Fährte zu sein, dann bleiben wir dran und lassen uns von keinem Fehlschlag entmutigen. Die Wahrheitssuche wird nun mit ebenso großer Intensität wie im negativen Fall das Verbergen betrieben. Die uns eigene Phantasie hilft und dabei weiter, aber auch anderen, denen wir mit scharfem Verstand die Probleme analysieren und durch Phantasie kreative Lösungen entwickeln können. Dabei sind wir meist unkonventionell und einfallsreich. Sind uns doch **neue Wege** stets lieber als ausgetrampelte Pfade. Je größer die Herausforderung, umso bereitwilliger nehmen wir sie an.

Der rhombische Lebensstil: Durchhalten

Auch die Raute besitzt eine gewisse Ähnlichkeit mit dem Quadrat. Der rhombische Lebensstil erscheint den Außenstehenden als ein Zustand, bei dem alles stets in **Ordnung** ist.

a) Die positive Seite dieses Stils:
Das Leben wird empfunden als ein langer, **ruhiger Fluss**, es entwickelt sich kontinuierlich und ohne besondere Vorkommnisse. Es gibt aber **gelegentlich** massive **Einbrüche** und Ausbrüche: Unvermittelt taucht nach gleichbleibenden Tagesabläufen ein Stimmungstief auf. Scheinbar grundlos und von ungeahnten Ausmaßen. Angstattacken, Depressionen oder Übellaunigkeiten kommen und verschwinden meist ebenso wieder plötzlich. Die Ausbrüche führen dazu, dass wir mit Leichtigkeit tiefgreifende Entscheidungen treffen, die bei unserer Umgebung auf Unverständnis stoßen. Ohne Reue werden Beziehungen beendet, Arbeitsplätze gekündigt, Wohnorte spontan gewechselt und Sicherheiten über Bord geworfen: „Einfach so" beginnen wir plötzlich ein anderes Leben. Dieser eigenwillige Gegensatz von langen, gleichbleibenden Phasen einerseits und unerwarteten Veränderungen andererseits bestimmen den ganzen Lebensrhythmus. Denn im Grunde richten wir uns stets so ein, dass alles ewig so bleibt, wie es ist und sehen daher keine Notwendigkeit zu einer Vorausplanung. War vor kurzem noch alles anders, doch so wie jetzt, so wird es von nun an bleiben. Aus dieser Selbstverständlichkeit heraus treffen wir Entscheidungen sehr leicht: Aus einer Beziehung wird spontan eine Ehe, aus einer einmal übernommenen Aufgabe häufig eine dauerhafte Verpflichtung. In allem besitzen wir ein enormes Durchhaltevermögen, von den gelegentlichen Ein- bzw. Ausbrüchen abgesehen. In Teams leisten wir den Großteil der Arbeit, ohne uns jedoch in den Vordergrund zu drängen. Wir sind sehr genügsam und auf Aufmerksamkeit, Lob oder Anerkennung nicht angewiesen.

Für eine gute Sache lassen wir uns leicht begeistern und zeigen in der Regel auch großes soziales Engagement. Hilfsbereit leisten wir gerne die Kleinarbeit. Ohne unsere akribische Umsetzung von großen Ideen würden diese nur wenig realisiert. **Gründlichkeit** und Genauigkeit sind generell unsere Stärke, wir denken uns alle Unternehmungen ruhig und sachlich und ohne Grübeln durch.

Als einfühlsame Menschen nehmen wir die Stimmungen anderer sehr schnell wahr und können uns darauf leicht einstellen. Wir schaffen eine **angenehme Atmosphäre** und sind als Gastgeber beliebt und gelten als gute Zuhörer nach dem Grundsatz: „Geteiltes Leid ist halbes Leid, geteilte Freude ist doppelte Freude!“ So können wir auch unsere Interessen auch dem übergeordneten Ziel einer Gemeinschaft unterordnen.

Dabei sind wir in unserem Auftreten unauffällig, halten uns lieber im Hintergrund.

Dabei besteht auch die Gefahr, übersehen zu werden, und wir erklimmen weniger schnell die Karriereleiter als der großmäulige Kollege. Aber die Absturzgefahr ist auch geringer.

b) Die negativen Seiten dieses Stils:

Bedenklich wird es, wenn wir uns zu sehr anpassen und anderen zuliebe auf die Erfüllung unserer eigenen Interessen verzichten. Denn manchmal resultiert dieser **Anpassungsdrang** in einer inneren Leere und Haltlosigkeit. Sie wird durch einen äußeren Halt, durch einen Partner oder eine Gemeinschaft zu festigen versucht. Doch die Missachtung unserer eigenen Wünsche verstärkt die innere Leere immer mehr, bis der plötzliche Ein- oder Ausbruch erfolgt. Diese Einbrüche erfolgen, wenn wir uns der inneren Leere plötzlich bewusstwerden, ohne jedoch zur eigentlichen Ursache vorzudringen. Wir verlieren den Boden unter den Füssen. Da die Ursache des berühmten „Lochs“ nicht erkannt wird, hält der Zustand so lange an, bis wir unser Leben wieder für akzeptabel halten und uns erneut unserer Umwelt anpassen, wir „funktionieren“ wieder. Sperren wir uns unbewusst gegen das „alte Spiel“ ohne wahre Erkenntnis der Ursache, kommt es zur Depression. Hilfe verschlimmert dann die Niedergeschlagenheit.

Mitleid, kluge Ratschläge oder gar Psychopharmaka verlängern nur diesen Zustand.

Diese Erkenntnis kann jedoch zum Ausbruch führen: Wir erkennen, dass wir schon lange nicht mehr unser eigenes Leben geführt haben, sondern das **Leben anderer**: unserer Partner, Eltern, Kinder, Freunde, Vorgesetzten, Kollegen, Gurus oder wessen Leben auch immer, dann werden diese Bande in der Regel schnell zerrissen. Der Wunsch, diese Fremdbestimmung so rasch als möglich loszuwerden, kann dabei auch dazu führen, „dass wir das Kind mit dem Bad ausschütten". Indem wir alles auf dem Kopf stellen, verlieren wir auch das, was wir an Positivem erarbeitet haben. Wir laufen dann Gefahr, in neue (zunächst unbekannte) Abhängigkeiten zu flüchten, einen neuen Halt zu suchen, bis das alte Spiel von neuen beginnt.

c) Die positive Nutzung dieses Lebensstils:
Sie besteht darin, das **eigene Leben** zu fördern, die eigenen Interessen zu stärken und die eigenen Ziele an die erste Stelle zu setzen. Am besten beginnt man bei den „rhombischen" Unauffälligkeiten: „Die junge Pflanze muss geschützt werden, bis ihr Stamm stark genug ist, dem Wind standzuhalten. So wie der innere Halt geschaffen und Selbstvertrauen gewonnen wird, sind wir in der Lage, unsere Veränderungen sichtbar werden zu lassen. Angriffe werden viel seltener, als wir erwarten, ja es schlägt ins Gegenteil der Bewunderung um: „Das hätte ich nie gedacht" oder Bestärkung: „Klasse, wie Du Dich entwickelt hast". Kommt es tatsächlich zu Angriffen, fällt es nun leichter, Freund von Feind zu unterscheiden und uns von übelwollenden falschen Freunden zu trennen.

Und mit dieser Entwicklung können wir dann leicht unsere Fähigkeiten auch für andere gewinnbringend einsetzen: Unser **Einfühlungsvermögen** macht uns zu guten Helfern oder Heilern, ohne unsere Identität zu verleugnen. Gastfreundschaft und Wohlbefinden behalten wir bei und dienen unserer eigenen **Selbstverwirklichung**. So gewinnen wir dauerhafte Stabilität und Erfüllung, so dass kein Wunsch mehr auf Veränderung besteht. Es drängt uns aber nichts ins Rampenlicht, wir sind ja sowieso glücklich.

Der monokline Lebensstil: Flexibilität

Das Parallelogramm erweckt in der Betrachtung oft den Eindruck, als würde es gleich zur Seite kippen.

a) Die positive Seite dieses Lebensstils:
Diese **Unbeständigkeit** ist auch eines der Wesensmerkmale des monoklinen Lebensstiles. Er ist von einem fortwährenden Auf und Ab geprägt. In beinahe regelmäßigen Rhythmen verändert sich unser Leben. Stimmungen schwanken, Meinungen wandeln sich, selbst Tatsachen offenbaren immer wieder ein neues Gesicht. Was uns heute gefällt, sehen wir morgen nicht mehr an, und von dem, was nächste Woche kommen mag, machen wir uns am liebsten gar keine Vorstellung.

Diese permanente Veränderung hat schon wieder etwas Beständiges an sich: Sie ist schon so gewiss, dass wir sie einplanen können. Wir planen daher nie exakte Zeitpunkte, sondern nur Zeiträume für unsere Vorhaben, treffen daher Verabredungen nur unter Vorbehalt, geben Versprechen ohne Hintertür nur ungern. Zukunftsprognosen faszinieren uns, weil wir gerne wissen möchten, was morgen auf uns zukommt. Doch wir glauben sie doch nicht. Denn unsere Lebenserfahrung lehrt uns, dass ja alles ohnehin anders kommt, als man denkt. Unser Ideal ist eigentlich, umsichtig und bedacht zu handeln.

b) Die negativen Seiten dieses Stils:

Das Eingehen größerer Risiken wechselt an manchen Tagen mit übergroßer Vorsicht ab. Die Meinung anderer überzeugt uns oft leicht. Selber haben wir die größten Entscheidungsschwierigkeiten. Bei der Wahl zwischen zwei gleichwertigen Möglichkeiten erkennen wir leicht die Vor- und Nachteile beider Varianten, weil wir uns in beide gut hineinversetzen können. Je länger wir die Situation betrachten, wir die Wahl zur Qual. Der Zweifel beginnt. Er ist sowieso oftmals unser Begleiter.

Wesentlich spontaner ist der Umschwung der Gefühle. Hier genügt oft ein (nicht einmal ernst gemeintes) falsches Wort. Für eine gründliche Talfahrt ist gesorgt. Andere Begebenheiten bewirken genau schnell wieder einen Höhenflug. Diese Flexibilität hat auch die guten Seiten: Ärger und Wut verfliegen schnell, auch Trauer und Gram. Solange wir unsere Gefühle frei äußern können, sind wir daher nie nachtragend.

Körperliche Verfassung, Gesundheit und unser gesamtes Erscheinungsbild verändern sich ebenfalls sehr rasch. Schlaf- und Essrhythmen, Sport und Trägheit und Widerstandskraft wechseln ebenso stark.

Es ist diese Unbeständigkeit, die uns stets Probleme schafft. Andere haben Schwierigkeiten, uns zu verstehen. Direkte und klare Konfrontationen sind dabei hilfreich, wieder Vertrauen zu erwerben und Standpunkte (auch in uns selbst) zu klären. Haben wir die Möglichkeit, unsere Gefühle dabei zum Ausdruck zu bringen, ist diese Selbsterkenntnis für uns ein großer Gewinn.

Sticheleien und Intrigen hingegen nagen an unserem Selbstwertgefühl und verstärken die Selbstzweifel. Die Angst, Fehler zu machen, wächst beständig. Es geht dadurch die nötige geistige Distanz verloren, um über das Leben einen Überblick zu bewahren. Die Dinge wachsen uns über den Kopf. Durch Zweifel und Entscheidungs-Schwierigkeiten werden wir immer handlungsunfähiger. Wir der Berg zu groß, besteht die Gefahr, dass wir endgültig wegschauen, obwohl uns dies die Last nicht von den Schultern nimmt. Durch Zunahme der Resignation wird auch den wechselnden Gefühlen und Stimmungsschwankungen ein Ende gesetzt, aber leider am unteren Ende der Emotionsskala.

c) Die positive Nutzung dieses Stils:
Das Wiedergewinnen eines freien Lebensgefühls und die Wiederkehr einer ruhigen Gelassenheit, die weiß: „Auf Regen folgt Sonnenschein", sind anzustreben. Dabei haben wir uns der Situation zu stellen, nicht wegschauen, sondern hinschauen. Sinnvoll sind Gespräche mit Freunden, die uns wirklich von Herzen unterstützen wollen. Wir gewinnen dadurch wieder ein Stück Selbstwertgefühl zurück. So können wir Schritt für Schritt alles Unabgeschlossene abarbeiten. Jede erledigte Kleinigkeit bringt uns dabei ein Stück weiter. Und schließlich kommt uns dabei unsere „monokline" Struktur zu Hilfe: Sind nämlich die ersten kleinen Erfolge erreicht, gibt uns das wieder einen solchen Aufschwung, dass der Rest immer leichter bewältigt wird. Die Stimmung steigt rapide. Und wir müssen nur sicherstellen, dass wir dranbleiben und nicht eher aufhören, als bis ein freies Lebensgefühl wieder gewonnen ist. Damit sind wir wieder vollständig handlungsfähig. Es ist der beste Schutz gegen Zweifel: **Handeln** bringt Erfahrung, Erfahrung beugt Zweifeln vor. Eigene Erfahrung ist die sichere Insel in der wechselhaften monoklinen Realität, der **feste Standpunkt**.

Der trikline Lebensstil: Kreativität

Das Trapez als Form mit einer breiten Basis symbolisiert einerseits eine stabile, feststehende Natur, die zur Füllung der Fläche immer wieder auf den Kopf gestellt werden muss. In dieser Position erscheint die Form dann eher wackelig und unsicher.

a) Die positive Seite des Stils:

Beide Realitäten (Stabilität und Flexibilität) sind dem triklinen Lebensstil gleichermaßen zu eigen. Dies äußert sich noch extremer als beim monoklinen Lebensstil als Schwankung zwischen extremen Polen. Sprunghaft, spontan und auch für uns unberechenbar verläuft hier unser Leben. Immer wieder überraschend greift das Schicksal ins Leben ein und bringt neue Herausforderungen mit sich.

Die subjektive Zeit ist als interessantes Zeitphänomen Teil dieses Lebensstils. An einem Tag verfliegt die Zeit im Nu, am anderen dehnt sie sich unerträglich aus. Es erschwert nicht nur die Planung, sie macht sie uns beinahe unmöglich. Wir landen aber bei Abschätzung von Zeiträumen und Zeitpunkten erstaunliche Treffer. Desgleichen zeigt sich auch beim Tun: Es gibt Tage, da „geht einfach alles von der Hand", dann aber wieder problematische Tage, als „wären wir mit dem falschen Fuß aufgestanden".

Auch unser Denken ist entsprechend sprunghaft und unbeständig. Es wechseln Tage mit nicht zu bremsender Inspiration mit Tagen völliger Ideenlosigkeit ab.

Auch bei den Emotionen haben wir dieses Auf und Ab. „Heute himmelhochjauchzend – morgen zu Tode betrübt". Es scheint keine Handhabe dafür zu geben.

Desgleichen gibt es diese Gegensätzlichkeiten im körperlichen Bereich: Einmal erscheinen wir zäh und kräftig das andere Mal eher zart und schwach. Unsere Erscheinung spiegelt die Stimmungslage wider: Von totschick bis völlig abgerissen, was bei Bekannten meist erstaunen und entsetzen hervorruft.

Dabei ist die Grundstimmung das Stabile, das eigentliche Beständige und die wechselhaften Erscheinungen haben nichts damit zu tun, ob wir im Leben glücklich sind oder nicht. Wir erleben unser tägliches Auf und Ab entweder als wundervoll abwechselnd oder als schrecklichen Horrortrip, und zwar je nachdem, ob wir den Leben im Grunde positiv und freudig oder negativ und abwertend begegnen.

b) Die negative Seite dieses Stils:
Ein Mantel der Gleichgültigkeit wird als Schutzmechanismus entwickelt, da wir offenbar keinen Einfluss auf das Geschehen in und um uns herum nehmen können. Wir werden in die Passivität getrieben, eine Haltung, wo wir alles eben durchleiden und über uns ergehen lassen müssen.

Die Folge kann die totale **Opferhaltung** sein: Es ist das Schicksal oder grundsätzlich die anderen, die böse zu uns sind und uns schaden wollen. Alles Negative kommt für uns Pechvögel von außen, wir werden bedroht oder gar magisch angegriffen. Und schließlich brauchen wir diese Feine sogar, um unseren schlechten Zustand rechtfertigen zu können. Von da an zeigen wir kein Interesse mehr an irgendwelcher Verbesserung. Angebotene Hilfe schlagen wir aus, da wir dahinter erneut eine böse Absicht vermuten. Hilfe und Heilung sind ja auch eine Art von Manipulation und wir kennen ja nicht die wahren Beweggründe des Helfers. So wird der Moment der Verbitterung erreicht. Die Tiefs der ursprünglichen Auf- und Ab-Bewegung stabilisieren sich. Die Hochs bleiben aus. Ein höllischer Zustand.

c) Die positive Nutzung dieses Lebensstils:
Die Entscheidung, einen positiven **Neuanfang** zu starten, birgt die Chance zu ungeahnten Höhenflügen in sich. Denn die Sprunghaftigkeit des triklinen Lebensstils ermöglicht auch den Sprung aus den tiefsten Tiefen heraus. Entscheiden wir uns, statt Opfer Täter zu sein und glauben wir an die Idee, dass es keinen Zufall gibt, wird unser triklines Leben grundlegend gewandelt. In triklinen Lebensstil gibt es nämlich nicht die Entscheidungsschwierigkeiten des monoklinen Stils. Jeder geistige Beschluss wird konsequent durchgeführt, und zwar vor allem auch der

Beschluss, statt einer negativen eine positive Lebenseinstellung zu pflegen. Diese positive Entwicklung ändert zwar auch die Unsicherheit und fördert die Entwicklung der sog. „**hellen Sinne**". Da ständig Neues auf uns zukommt, bleiben wir wach und aufmerksam. Es prägt sich daher als erstes der Instinkt wieder aus, eine zielsichere Form des Handelns, die uns oftmals nicht bewusst ist, uns ab immer im richtigen Moment zum richtigen Ort führt. Wir verwandeln uns so in den Glückspilz, dem viele Dinge „zufallen", wenn wir bereit sind, sie zu ergreifen.

Diese Begabung wird uns immer bewusster, je mehr wir erkennen, dass sie nicht zufällig sind. Aus **Instinkt** entwickelt sich **Hellsichtigkeit**. Durch Schulung entwickeln wir eine fruchtbare Medialität, die uns zugleich stabiler macht. Und wir erkennen nun den Sinn unseres bewegten Lebens und verstehen, dass das Schicksal nichts Böses mit uns im Sinn hat. Das Auf und Ab wird zum Hin und Her eines Serpentinenweges, der beständig bergan führt. Wir erkennen, dass wir auf diesem Weg geführt sind, was unsere Fähigkeiten erneut erweitert: Wir gewinnen ein Gottvertrauen, das Wunder ermöglicht.

Der amorphe Lebensstil: Vielseitigkeit

Symbolisiert wird er durch den Kreis. Gestaltlosigkeit zu beschreiben, ihr also eine Gestalt zu geben, ist keine leichte Aufgabe. Dankbarer Weise gibt es in unsere Sprache ein paar ebenso gestaltlose Worte, die alles oder nichts mit einem Begriff beschreiben.

a) Die positive Seite dieses Stils:
So zum Beispiel das Wort **Vielseitigkeit**. Diese prägt unseren Lebensstil, wenn er amorph ist. Alles ist ständig neu und unwiederholbar. Man kann es nicht Veränderung oder Verwandlung nennen, denn beides beinhaltet eine Vergangenheit oder Zukunft, eine kausale Entwicklung und eine zusammenhängende

Linie. Und das alles gibt es im amorphen Lebensstil nicht. Oder zumindest nicht immer.
Jeder Moment ist neu, jeder ist einzigartig. Zeit ist ein Punkt, nämlich genau der, an dem wir gerade verweilen.

Daher ist **Spontaneität** nicht eine Eigenschaft, sondern die einzig mögliche Ausdrucksform des amorphen Lebensstils. Alles, was und einfällt, wird sofort getan. Dadurch besitzen wir die **Freiheit der Kinder**, unser momentanes Spiel voll zu genießen, auszuleben und, wenn das „Aus" erreicht ist, ohne zurückzuschauen, loszulassen. Wir sind immer hundertprozentig bei der Sache.

Positiv gelebt, entspricht dem Amorphen die **Genialität**: Denken zu können, was noch nie gedacht wurde, kreieren zu können, was noch nie gesehen wurde, erfinden zu können, was noch nie geschaffen wurde. Das ist nur möglich, wenn spielerisch und frei sind, nicht gebunden an eingleisige Wege, Konventionen und Regeln. Vielleicht mögen wir als Exzentriker oder Eigenbrötler gelten. Die Geschichte führt uns den Nachweis, dass von solchen Menschen bedeutendere Einflüsse auf die Menschheit ausgingen, als vom Gros der Angepassten. Doch das ist für uns sowieso nicht wichtig.

Unser Reservoir an Kreativität scheint unerschöpflich. Denken scheint schneller zu gehen als Reden, Reden schneller als Handeln und das paradoxerweise im gleichen Moment.

Gestaltlosigkeit bedeutet auch, in jedem Gefühl aufgehen zu können.

Körperlich besitzen wir natürlich eine Gestalt. Und diese ist immer beweglich. Wir sind rege und geschäftig und schwirren wie ein Schmetterling umher, können jedoch auch endlos ruhig sein wie eine Blume. Wir lieben das Bunte, die Freiheit und die Ungebundenheit.

b) Die negative Seite dieses Stils:

Gefährlich wird es für uns nur, wenn wir einen bestimmten Moment festhalten wollen. Geht dann das Neue verloren und wir versuchen, uns Vergangenheit und Zukunft fernzuhalten, verlieren wir die bunte Welt des Augenblicks und verlieren uns in Dunkelheit und Nebel.

Wir wissen nicht mehr, wer wir sind, und erleben nun die Schattenseiten des Gestaltlosen. Ideen bleiben aus, Kreativität verschwindet, Leere kehrt ein, nichts motiviert und nichts freut uns, nichts lockt und verlockt uns. Aus dem nachhaltigen Leben im Hier und Jetzt, wird „no future", eine Gegenwart, die uns nicht gefällt und die wir nicht in die Zukunft verlängern wollen. Lieber zerstören wir sie sofort. Und damit beginnen wir unserer amorphen (Nicht-)struktur entsprechend auch umgehend. Wir werden destruktiv, zerstörerisch und aggressiv. Im Endstadium apathisch.

c) Die positive Nutzung dieses Stils:

Gottseidank ist das nur eine der Möglichkeiten, in die wir als Amorphe schnell geraten können, die wir auch schnell wieder verlassen, sobald etwas auftaucht, das uns wieder begeistert. Auch das tiefste Tief ist nur ein Moment, der abgelöst werden kann von einem anderen. Gerade weil es im amorphen Lebensstil nicht Endgültiges gibt, besteht immer Hoffnung, immer eine neue Chance. So entspricht positiv gelebt dem Amorphen wie oben ausgeführt die Genialität.

Wirkung der Kristallstrukturen

Als Anmerkung zu den Kristallstrukturen sei festgehalten, dass diesen Idealtypus kaum jemand in allen Facetten verkörpert.

Laut Ginger genügt es frei nach Hahnemann, dem Begründer der Homöopathie:

Drei auffällige, eigentümliche und sonderbare Merkmale eines Lebensstiles herauszufinden, um die Übereinstimmung mit den oben beschriebenen Darstellungen zu belegen.

Die beschriebenen Darstellungen haben deutlich gezeigt, dass jeder der beschriebenen Lebensstile neutral ist. Es gibt kein „Besser" oder „Schlechter", lediglich ein „Anders". Jeder Lebensstil beinhaltet grundsätzlich zwei Entwicklungsmöglichkeiten: Entweder eine Entwicklung der Persönlichkeit zum Negativen, das heißt zur Ausbildung bestimmter Schwierigkeiten, Probleme und gegebenenfalls auch zu Krankheiten hin, oder eine Entwicklung zum Positiven, also hin zur Ausbildung spezifischer Fähigkeiten und zur Selbstverwirklichung.

Der Unterschied ist ganz einfach: Die negative Entwicklung setzt ein, wenn wir von der jeweiligen „inneren Struktur" beherrscht werden. Wenn wir nicht anderes leben können, also völlig abhängig von einem bestimmten Lebensstil sind. Die positive Entwicklung setzt ein, wenn wir selbst Herr über unser Leben sind, wenn wir die entsprechenden Veranlagungen zu nutzen wissen und unseren Lebensstil sinnvoll handhaben, für unser Leben übernehmen und die positive Seite unseres Lebens leben.

Wenn wir uns mit einer der vorherigen Beschreibungen besonders identifizieren, dann sollen wir uns besonders mit den positiven Eigenschaften beschäftigen, denn der Aufwand für die Ausbildung der positiven Phänomene ist gleich den der negativen.

Zusätzlich haben wir die kleinen Helfer: Die Steine! Als verkörperte Strukturen besitzen die Mineralien eine enorme Wirkung. Unauffällig, aber sehr massiv regen sie den jeweils korrespondierenden Lebensstil an, was zweierlei Wirkungen zeigt:

Heilung durch Kristallstrukturen

Durch die Einwirkung des Minerals können wir die Verhaftungen an den jeweiligen Lebensstil (Schwierigkeiten, Probleme und entstandene Krankheiten) lösen und werden frei, ihn bewusst zu handhaben. Das Mineral wirkt hier entsprechend dem homöopathischen Prinzip: „Ähnliches heilt Ähnliches!“ Der Heilungsprozess geht sehr schnell.

Lernen durch Kristallstrukturen

Wollen wir Eigenschaften von Lebensstilen nutzen, die uns fremd sind, können wir mithilfe der Mineralien der korrespondierenden Kristallstruktur diesen Lebensstil kennen lernen. Durch die Einwirkung des Minerals können wir den uns unbekannten Lebensstil entwickeln. Ähnlich einem Kristallisationsprozess entstehen im Laufe der Zeit die Eigenschaften und Fähigkeiten des jeweiligen Lebensstils, was umso bewusster geschieht, je mehr wir darauf achten.

Sinn und Ziel der Heilungs- und Lernprozesse

Heilung

Beim gewählten Heilungsprozess sind wir nicht mehr Herr über unser Leben. Wir stehen vor Schwierigkeiten oder Problemen und sehen keinen Ausweg mehr oder fühlen uns körperlich und seelisch krank. Wenn wir nicht mehr mit unserem Leben zufrieden sind, dann ist Heilung notwendig.

Das Ziel des Heilungsprozesses ist, uns die verloren gegangene Kontrolle über unser Leben wieder zu bringen, sodass wir gesunden, unsere Schwierigkeiten und Probleme lösen und mit unserem Leben zufrieden sind.

Lernen

Voraussetzung für einen Lernprozess ist, dass wir mit unserem Leben zufrieden sind, jedoch neue Perspektiven und Fähigkeiten kennen lernen möchten. Wir müssen aber zuvor das eigene Leben in den Griff bekommen. Eine vorherige Flucht kann zu noch größeren Problemen führen. Es ist aber meist auch notwendig, einem abgeschlossenen Heilungsprozess einen Lernprozess anzufügen, um das durch die Heilung frei gewordene innere Potential in die richtigen Bahnen zu lenken.

Das Ziel des Lernprozesses ist es, unseren geistigen Horizont zu erweitern und damit unsere Fähigkeiten und Möglichkeiten zu erweitern und damit unsere Fähigkeiten und Möglichkeiten zu vergrößern. Das Ziel ist letztendlich die Freiheit! Die Freiheit, im Denken, Kommunizieren und Handeln uneingeschränkt zu sein.

Kreislauf der Steine, ihre Entstehung:

Wo stehe ich?

PRIMÄR	MAGMATISCH	NEUANFANG
Vulkanite	Rhyolit, Obsidiane	Eigenes Potential, eigene Fähigkeiten,
Plutonite -liquidmagmatisch -hydrothermal	 Aventurin, Rosenquarz, Olivin, Zirkone Amazonit, Aragonit	Anfangsschwierigkeiten
-pneomatolisch	Kunzit	
	Apatit, Topas, Turmaline	

SEKUNDÄR	SEDIMETÄR	ORDNUNG
-Verwitterung	Calzit, Dolomit, Selenit, Pyrit	Wandlung, Ordnung, neue
-Oxidation	Azurit, Malachit, Dioptas, Türkis, Chrysokoll	Orientierung, Anpassungsfähigkeit, weitere Schritte
-Zementation	Werden nicht verwendet	
TERTIÄR	METAMORPHOSE	LOSLASSEN
-Regionalmetamorphose	Granat, Disthen, Jade, Nephrit	Überwinden alter Muster, Strukturen und Unerledigtes zu Ende bringen, Aufräumsteine, Streben nach Freiheit, Ausbrechen
-Kontaktmetamorphose	Aufst. Magma: Rubin, Saphir	
-Metasomathose	Charoit, Rhodonit, Tiger- und Falkenauge	

Lebensstile und Kristallsysteme

KUBISCH (Quadrat)	Fluorit, Pyrit, Granat, Zinkblende, Sodalith, Lapislazuli, Diamant, Schalenblende	Alles im Griff, Logik, gleiche Rituale, konservativ	ORDNUNG
HEXA-GONAL (Sechseck)	Citrin, Apatit, Smaragd, Beryll, Aquamarin., Chrysoberyll, Sugilith	Zielstrebig, Ausdauer, schnelle Auffassungsgabe	EFFIZIENZ
TRIGONAL (Dreieck)	Bergkristall, Rubin Hämatit, Karneol, Achat, Turmalin, Rhodochrosit, Rosenquarz, Calzit, Dolomit, Calzedon, Botswana-Achat, Ametrin, Dioptas, Chrysopras, Sarder, Amethyst, Falken-Auge, Heliotrop, Jaspis, Magnesit, Moosachat, Onyx, Rauchquarz, Rubin, Rutilquarz, Saphir, Sardonyx, Tigerauge Prasem	Gemütlichkeit, Realismus, gesunder Menschenverstand, Akzeptanz, Zufriedenheit	TOLERANZ

TETRA-GONAL (Rechteck)	Apophyllit, Zirkon Hyazinth, Rutilquarz (auch trigonal), Kassiderit	Gefühls-welt, Spon-taneität, Neugier, analyt. Denken, Abwechslung	GEFÜHL
RHOM-BISCH (Raute)	Bronzit, Topas, Chrysoberyll, Antimonit, Zoisit, Aragonit, Peridot, Prehnit, Cölestin	Kontinuität, Genauig-keit, Hilfs-bereitschaft, Ruhigsein, Angepasst-sein	DURCH-HALTEN
MONIKLIN (Parallelo-gramm)	Mondstein, Jade, Chrysokoll, Azurit, Kunzit, Charoit, Nephrit, Epitot, Malachit, Hidenit, Brasilian. Serpentin, Lepidolit, Dalm, Jaspis, Aktinolith	Flexibilität, Unberechen-barkeit, Unbestän-digkeit, Spontaneität, Wendehals	FLEXI-BILITÄT
TRIKLIN (Trapez)	Amazonit,Rhodonit Larimar, Cyanit= Disthen, Labradorit, Sonnenstein, Türkis	Kreativität, Entschei-dungs-freudigkeit, Sprunghaft, Aufmerksam	KREATI-VITÄT

AMORPH	Bernstein, Tektit, Moldavit, Feueropal, Chrysopal, Opal, Obsidian, Koralle (biogen)	Vielseitig, Freiheit, bewegl. Unabhängig, unstruktu-riert, Gestaltlosig-keit, Aussteiger	VIEL-SEITIG-KEIT

Heilsteine alphabetisch geordnet

Achat Geschicklichkeit und Feinfühligkeit, klug im Gespräch, Ernsthaftigkeit, Festigkeit, wirkt ausgleichend, hilft negative Emotionen aufzulösen, schützt das innere Wesen, erleichtert Entbindungen.

Weißer Achat: **Lit**.I: (weiß, grau, bräunlich mit Dendriten), Sensibilität, Motorik, Geschicklichkeit, Feinfühligkeit, auch verbale, geistige Reife, geistiges Wachstum, Platz für Neues, Spinnenphobien, Mondsucht. Körperlich: **Insektenstiche**, Gelsenstiche (drauf picken), **Mondsucht**, Epilepsie, passt zum Schlafbereich. Sie sind am häufigsten gefärbt, Farben gehen auf die Haut, Färbung z.B. mit Mangan, Nickelnitrat, Kobalt.

Lit. II: **Oranger** Achat, Sonderform des Achats: Geburtshilfe, Übelkeit, Magenkrämpfe, **Magenbeschwerden**. Primäre Entstehung und trigonale Form.

Botswana-**Achat**: wichtig ist die Doppelfärbigkeit grau-rosa (Idealform, zählt zu den rosa Steinen, für Herzchakra-rosa und grün). Der **Singlestein**, bei zwanghafter Partnersuche, depressive

Lebensstimmung, festigen der Liebesbeziehung. Körperlich: Seit Altertum Achate bei Epilepsie, Nodus Hysterikus /**Knödel** im Hals). Für Artikulieren. Entstehung und Form: Primär, sekundär sowie trigonal.

Aktinolith = Nephrit, siehe dort.

ALEXANDRIT Lit II: benannt nach Zar Alexander, es war dem Zaren vorbehalten, den Alexandrit zu besitzen. Für Logik, Intuition, Neubeginn, der klassische **Krisenstein**, bei auswegloser Situation (Meditation), Körperlich: Leberregeneration. Form und Bildung: rhombisch und tertiär.

AMAZONIT beruhigend, **krampflösend** stärkt die Persönlichkeit Ruhelosigkeit
Lit. **I: Amazonenstein**, Farbe: blaugrün mit weißen Streifen, gehört zu den grünen Steinen, ohne die Streifen Fälschungen und Manipulationen. Fundorte: Amazonas, Colorado, Packalpe. Ein Kali-Feldspat, verwandt mit dem Mondstein. **Kaliumregulator**, der **Angststein** (gegen konkrete Ängste: Flug-, Platz-, Höhenangst, bei Prüfungsangst aber Rutilquarz), stärkt Persönlichkeit, gegen Stimmungsschwankungen. Körperlich: **Darmträgheit**, da Kaliumregulator, daher wichtig bei Verdauung, Amazonit u. brauner Bernstein statt Abführmittel, nach zwei Tagen Wasseranwendung ok. Lit II gegen Fremdbestimmung. Bildung und Form: primär, sekundär und tertiär / triklin.

AMETHYST Schutz vor negativen Einflüssen und bösen Gedanken spannungslösend, harmonisierend, beruhigend, **Migräne**, Kopfschmerzen, auf Stirne bzw. Schläfen
schenkt lebendige Ruhe, vermittelt Vertrauen und Hingabe in die Kräfte des Universums, fördert die Meditation und Inspiration

Lit.I: Als **Schutzstein** wirft er alles zurück. Bei Traurigkeit und für Trauerarbeit. Körperlich: **Migräne**, Kopfschmerzen, Schwellungen, Prellungen, bei großen Blutergüssen Amethystsalbe, **Katerstein**, **Trunksucht**, **Insektenstiche**, Gelsenstich (herumstreichen), Pigmentflecke wie Malachit. Vorkommen: Leiser Amethyst, Sierra do Mar, Brasilien: 10x5x3. Zum Meditieren: Kopf in Druse. Bestrahlungen: je glänzender, desto radioaktivere Bestrahlung, ebenso je tiefer violett.
Lit II: Auch für Darmflora. Zur Wiederherstellung der Darmflora nach Antibiotika: Amethyst und Koralle. Bildung und Form: primär/ trigonal und hexagonal

AMETHYSTQUARZ: wirkt weniger stark, Amethyststücke, die ins weißliche übergehen.

AMETRIN: Lit.II:In der Natur geht der Amethyst langsam in Zitrin über. Wird er jedoch durch zonenweises Erhitzen künstlich hergestellt, kommt es zu Spannungsrissen beim Farbumschlag. Diese künstlichen nicht verwenden. Er vereint die Wachheit des Amethysts mit der Dynamik des Zitrins. Daher Hilfe bei Verbindung von Gegensätzen, für Leute, die zerfahren, zerrissen sind. Zum Zentrieren und bei Jasagern, gegen Depression und für Schutzaufbau. Körperlich: Zellstoffwechsel, vegetatives Nervensystem, Magenprobleme. Bildung und Form: Primär / trigonal und hexagonal.

APATIT verschiedene Farben: grün – bläulich, bläulich/grau/weiß (rosa Apatite sind meist bestrahlt). Blau wird verwendet: Feinstofflich für Kontaktfreudigkeit, Offenheit, Dynamik, Abwechslung, gegen Apathie, Lustlosigkeit, für Selbstüberwindung, Stein des **Erfolges**. **Kalium-Phosphor-Regulator**: Körperlich: starke pulsierende Zahnschmerzen, Rheuma, Gelenksprobleme, Arthritis, Arthrose, (bei Abnutzung: Kassiderit im Knorpelbereich, Kalzit im Knochenbereich), Nahrungsverwertung, Apetitsteigerung.

Weiß-grau Spargelstein: Zillertal. Apatite sind sehr Säureempfindlich, keine Essiganwendung. Entstehung und Form: Primär, sekundär und tertiär – hexagonal.

Apophylit: Gelassenheit, Ruhe, schlechtes Gewissen, hinter Maske verstecken Aufgaben besser bewältigen, Job und Aufgabe in den Griff bekommen;

Körperlich: Asthma, **Bronchitis**, Regenerierung der Schleimhäute, ist Meditationsstein (für Reales, Coelestin für Geistiges), Erdung, aber nicht so stark wie Pyrit.

Raumsanierung: bei Erschöpfung, Kraftlosigkeit, für geistige Klarheit, Erkennen der Zusammenhänge und übergeordneter Strukturen. Der Einweihungsstein, Initiation.
Schichtsilikat, zumeist in Knollen, verschiedene Farbe: grünlich, glasklar, zweifärbig. Entoden mit Rauch, verträgt kein Wasser (kann über Nacht zerspringen). Name kommt von Ab (apo)blättern (phyllon).

Anderer Name auch: Fischaugenstein (Ychtiophtalm). Ist vierflächig, blaue und Grüne meist bestrahlt, glasklare und weiße meist unbestrahlt.
Form und Bildung: tetragonal und primär.

AQUAMARIN für Konzentration und Ausdrucksfähigkeit, innere Ruhe und Frieden, fördert die Kommunikation mit dem inneren Selbst, schenkt der Seele Reinheit, Freiheit und Weite für freies und kreatives Wissen.

Lit.I: getrübte Variante in Richtung grün gehend wird für die Anwendung bevorzugt. Bei **Augenproblemen**, **Sehkraft- und Gedächtnisstärkung**, Zielstrebigkeit (Ziel erkennen und umsetzen). Körperlich: **Autoimmunerkrankungen**, Schilddrüse, Ausleiten und Entgiften von Schwermetallen, bei Lymphproblematik eher Mondstein, Plagioklas. Manipulationen durch Bestrahlung. Gehört zu den Beryllen, wichtiges Erz für säurefeste Legierungen. Bildung und Entstehung: primär und hexagonal

Aragonit: Aragonspat, drei verschiedene Hauptaragonite(gelbe, rosa und weiße), alle Aragonite verdichten sich zu Kalzit, sind daher **Kalziumregulatoren**

Lit.II: **gelber** Aragonit: geistige Entwicklung, Konzentration, bei Überfordertfühlen, für sprunghafte Leute, Blutgerinnung, Elastizität, Verdauung, Knochen, Nägel, Haut, Zähne. **Rosa** Aragonit: Vereinsamung, Alterungsprozesse, für Raumsanierung bei älteren Personen. **Blauer** Aragonit: geistige Reife und Entwicklung, daher für Jugendliche, aber auch bei Muskelkrämpfen und Blutgerinnung. Eisenblüte=**weißer** Aragonit (Eisenerz, Erzberg), kristalline sind primär. Auch als Sprudelsteine bei Geysiren, sind Sinterprozesse.

Bläuliche Varianten: Zeisingit (Vorkommen in Zeisig), dort echt, sonst sind die bläulichen meist manipuliert. Klass. Braune=allgemein.

AVENTURIN: Ungeduld, Schlafstörungen

Lit. I: Typisch sind die grünen Fuchsitblättchen drinnen. Braune und rote werden nicht verwendet, da so wie Blaue meist manipuliert und bestrahlt sind. Verwendung daher nur: grüner Aventurin.

Feinstofflich: Ungeduld, Müdigkeit, bei Überanstrengung, **Einschlafprobleme** (für Durchschlafprobleme ist Pyrit zuständig!), für Selbstbestimmung.

Körperlich: Wichtigster Chromregulator, daher große Bedeutung für Cholesterin und Fettstoffwechsel, für Hautatmung und **Neu-**

rodermitis in Kombination mit Hyacint, der auch Verstärker ist, gegen schlechte Ernährung (Süßigkeiten).

Lit.II: Für älterer Personen Pflicht, hilft auch bei Altersdiabetes, vegetatives Nervensystem
Entstehung und Form: primär, sekundär und tertiär / trigonal und hexagonal.

AZURIT Harmonisierung des Kehlkopf- und Stirnchakra, Medidation, Konzentration für spirituelle Entwicklung, inneres Wachstum Zugang zu höheren Bewusstseinsebenen.

Lit.I: Bewusstheit, Selbsterkenntnis, spirituelle Entwicklung, steht für inneres Wachstum, **Lernstein** wie Rutilquarz und Sardonyx, hilft das Gelernte zu festigen, Körperlich: Der **Nebenhöhlenstein**. Optimal bei Nebenhöhlen ist der Kombinationsstein aus Azurit (blau) und Malachit (grün). In natürlicher Form schwer zu erhalten. Zumeist zusammengepresst. Wegen Klebemittel unbrauchbar. Daher lieber Rohsteine: Sicherheit gegen Manipulation. Nach Auflegen des Steines: Nach zwei Stunden: schwarze stinkende Massen gehen ab.

BERGKRISTALL: für spirituelles Weiterkommen, führt zu größerer Ganzheit, für Klarheit und Licht in Geist und Seele, verleiht Schutz, für neue Energie, Erschöpfung, Medidation, **Notfallstein**, da er überall getragen werden kann.

Lit I.: Notfall-, Universal- und erste Hilfe-Stein, für spirituelles Weiterkommen, führt zu größerer Ganzheit, für **Klarheit** und Licht in Geist und Seele, verleiht Schutz, für neue **Energie**, Meditation, gegen Erschöpfung, als Notfallstein kann er überall getragen werden.

Körperlich: Gegen übermäßiges **Schwitzen**, gegen Schweißfüsse (Baden), gegen Kropf und für die **Schilddrüse**. Enthält Kristallwasser, daher zerspringt er leicht. Sonderform: Herkiemer Diamant, Marmaroscher Diamant (ex Karpaten): Bergkristalle als Doppelender auskristallisiert. Sie wachsen in Seifen. Bei Bestrahlung: Rauchquarz, dann unbrauchbar. Lit.II: Als Schutzstein absolutes Minimum. Entstehung und Form: Primär / trigonal

BERNSTEIN beruhigt, bei Überaktivität, zahnende Kinder, Zahnschmerzen, schenkt Wärme und Zuversicht, vermittelt Einsicht
Lit.I: fossiles Harz von Kiefern.

Chemische Formel: C12H20. Nicht verwendet werden der Rote (ex afrikanischem Bereich) und Kopal (unechter Berstein, aus Baumharz, eventuell zum Räuchern) und der blaue Bernstein: radioaktiv bestrahlt. Schutzsteinwirkung des Bersteins: alles von außen Kommende in goldenes Licht, in pos. Energie transformiert. Der Amethyst hingegen reflektiert alles und der Türkis schluckt alles, absorbiert. Vier Farbvarianten in Anwendung: gelber, hat Einschlüsse, der gelb-klare hat keine Einschlüsse, der Braune und der Milchige, dieser ist undurchsichtig. Der Naturbernstein, der unbehandelte mit den Varianten klobig, Knochenbernstein und Bastardbernstein zur Arbeit verwenden.

BERNSTEIN **GELBMILCHIG**: **Lunge**, eher allergisch

BERNSTEIN **GELB: Verdauung**, harmonisches Durchschwingen von Schwierigkeiten
Litho I: Neben Amethyst und Türkis einer der drei großen Schutzsteine. Steht für Traditionsbewusstsein, vermittelt Wärme, Zuversicht, Einsicht, stärkster Stein, um bei Hyperaktivität Beruhigung zu bringen. Wundheilung. Litho II: Wirkung nach Farbe unter-

schiedlich: für alle gilt **Wundheilung**, Schutzstein, **zahnende** Kinder, **Knorpelaufbau**.

Milchiger: Lunge, Atemwege, Asthma, **allergische Hustenreaktionen**.
Brauner: Klassiker bei **zahnenden** Kindern, (Kinder sollen Ketten auch in den Mund stecken können, einzeln geknüpft, Vorsicht: nicht um den Hals bei Babys wegen Strangulationsgefahr), Beruhigung bei Hyperaktivität, Ausgleich im **Hormonhaushalt**, bei Schilddrüsenproblemen, Bauchspeichel-, Schilddrüse.

Gelber: Bringt körperliche und seelische **Verdauung** in Schwung, Klassiker bei langanhaltender Verstopfung (Bernsteinwasser), bei Magen- Darmproblemen, bei allergischen Reaktionen.

Gelb-transparent (ohne Einschlüsse): Meditation, Beruhigung, Traditionsbewusstsein:

Seine **Entstehung** ist dem **sekundären** Bereich zuzuordnen. Er steht daher für Neuorientierung, Ordnung, Harmonie und das Hineinbringen von Strukturen.
Seine Form ist amorph, Entstehung sekundär und bedeutet daher Vielseitigkeit, Beweglichkeit, Genialität, Gestaltlosigkeit, keine Strukturen, alles fließt ineinander, rasches Reagieren auf gesonderte Situationen, Entgrenzung. Manipulationen: Wirkungsweise nur bei unverfälschtem Bernstein, also wenn er tatsächlich 30 Mio. Jahre alt und nicht manipuliert ist. Er ist der meist manipulierte Stein. 95% sind entweder Plastik oder Kopal(=junges Baumharz). Echtheitstest: Anzünden, riecht nach Weihrauch, unechter nach Plastik. Weiters: legt man echten Bernstein in Äther, löst er sich auf. Eine besondere Manipulationsart ist, den Bernstein klären: milchige Typen werden klar und hell. Wichtig für Schmuckindustrie, wertlos als

Heilstein. Es entstehen Gasbläschen und es entsteht ein strahlender Ring, ein sog. „Heiligenschein".

BERYLL: psychosomatische Belastung, Denkfähigkeit, nervöse Verspannungen, aktiviert den Stoffwechsel, Zielstrebigkeit, Leute mit Dauerstress, Streitsüchtige, Streit Provozierer, beruhigt emotionell, körperlich: stärkt auch Leber (entgiftend), Asthma, Sehkraft stärkend.

Lit.I: Grüner Beryll bei **Augenentzündungen**, größter Beryll aus Südtakota: 61 t, 9 m Länge.

Lit II: grünlich bis bläulicher, wenn nicht eindeutig Untergruppe feststellbar (hellblau: Aquamarin, rosa: Morganit, ganz grün: Smaragd). Manipulation: durch Brennen erhält er kräftigere Farbe. Opake Varianten bevorzugen. Primär und hexagonal.

BLAUQUARZ: dunkelblau bis hellblau, Variante des Quarzes, durch Rutileinschluss. Der **Wurstigkeitsstein**, Leichtigkeit, Gelassenheit, wird irgendwie gehen, Dinge nicht ernst nehmen, körperlich: Fiebersenkend. Fälschlich auch Lasurstein (Anlehnung an Lapis) genannt. Fundort in Kuchl/Salzburg. Bildung und Form: primär. Trig.u. Hex.

BRASILIANIT: Grünvariant, manchmal auch blassgelb. Vorkommen in Brasilien, auch in Tirol und Salzburg. Steht für: Erinnerungsvermögen, sehen, welchen Weg man gehen soll, verborgene Energiereserven freisetzen, nicht Einschlafen/Durchschlafen können (Albträume), körperlich: Menstruationsbeschwerden. 1945 entdeckt und als eigenes Mineral erkannt. Brasilit nicht verwenden = Glas. Bildung Und Form: primär, monoklin.

BRONZIT: Bräunliches Schillern (daher auch Schillerspat), uneinheitliche Farbgebung: Abgrenzung, Ruhe bewahren, keine Hektik verfallen. Magnesiumregulator: Krampflösung, Erschöpfung, bei abnormen Zellwachstum (Zysten, Narben), Für überforderte Eltern und Großeltern. Vorstufe zum Peridot. Form und Bildung: primär / rhombisch.

CHALZEDON: Redegewandtheit, beruhigend und ausgleichend auf das Gemüt, öffnet den Zugang zur inneren Inspiration, für heitere Gelassenheit, gegen Melancholie fördert die Kommunikation

Lit. I: Fundorte weltweit, in Österreich: in Lölling, Görtschitztal, Klipitztörl. Mineralienmuseum: Knappenberg. Stein der Redner, für Kommunikation, Ausdrucksfähigkeit, gegen Stottern, Friedfertigkeit, gegen Jähzorn, beruhigend und ausgleichend auf das Gemüt, für heitere Gelassenheit, fördert Hinhören und Verstehen, öffnet den Zugang zur inneren Inspiration. Körperlich: Schilddrüse, **Halserkrankungen**.

Lit. II: Stein der Redner, Diplomaten, Hinhören, Verstehen, gegen Aggression, Jähzorn, Heiserkeit.

Körperlich: Regulation aller **Schleimhäute**, Scheidenflora, **Insulinproduktion**, bei Erkältung.

Form, Entstehung: primär, sekundär und trigonal.

CHAROIT: ein violetter Zanasit, war lange Zeit nicht verfügbar, in der ehemaligen Sowjetzeit hat man ihn mit dem Tee mitgekocht, in Sibirien großer Felsen auch Charoit. Typisch ist die Bänderung wie erstarrte Kuchenmasse, wie schlecht durchgemischt. Für quirlige Leute, unruhige Personen, bei Nervenproblemen, **Neuralgien**, Nervenschmerzen, **Zappel-Phillip**-Syndrom, Entschlossenheit, Tatkraft, Beobachtungsgabe, für Leute, die alles zugleich machen wollen. Schlafberuhigung (Kopfpolster). Phosphorregulator: Für Herauslösen der **Spurenelemente** aus der Nahrung. Daher zum jeweiligen Spurenelementstein dazu. Bildung und Form: tertiär und moniklin.

CHRYSOLITH = Olivin = Peridot Siehe **Peridot**

CHRYSOBERYLL: mehr gelblich oder qelbgrün, für mehr Selbstvertrauen, stimmt friedlich.

Lit.II: kein Beryll, sondern Alexandritvariante, Stein der Feldherren, strateg. Denken, **Organisieren, Selbstdisziplin, Führungsqualität**, Autorität, Selbstbeherrschung, Schlafprobleme bei Albträumen, körperlich: Sehkraft, gegen Schreckhaftigkeit (Nervensystem), für Magen-Darmbereich: entkrampfend, reinigend; kann Durchfall verursachen, **potenzstärkend**. In Indien seit Jahrtausenden als Heilstein. Anderer Name ist auch: Brasil-chrysolith. Verfälschungen: Quarzglas, gebrannte Spinelle, Dupletten, Tripletten. Gehört zu den teureren Steinen. Rhombisch sowie primär und tertiär.

CHRYSOKOLL: günlich/bläulich: Energieschub auf Kehlkopf- und Stirnchakra, seelische Probleme, Stau im Hals, harmonisierend, gleicht Stimmungsschwankungen aus, innerer Friede. Lit.II: **Antistressstein**, für Neutralität. Körperlich: Kupferregulator, daher gegen Entzündungen. Menstruation, Geburtshelferstein. Bildung und Form: sekundär und amorph.

CHRYSOPRAS: beruhigt Herz und Nerven, Nervosität, stärkt das Gedächtnis, schenkt Ruhe, **Ausgeglichenheit**

Lit.I: Eine lauchgrüne Chalcedon-Variante, am besten verwendet man opake, undurchsichtige Steine, denn es gibt einheitlich mit Chromsalz gefärbte Achate als Fälschungen. In Prag ist die Wenzelskapelle mit Chrysopras geschmückt.

Der **Antizornstein**, gegen Wut, Egoismus, gegen Nervosität, Eifersucht, fördert Ruhe, Ausgeglichenheit, Vertrauen, Geborgenheit und Gedächtnisstärke.

Körperlich: **Entgiftung** (bei Lebensmitteln), als ausleitende Funktion jedoch nicht so gut wie Citrin, aber Chrysopras bei Schwermetallen, gegen Erbrechen, Pubertätsprobleme.

Lit. II: Wie Lit. Der **Frühlingsstein** (Entschlackung), für Gerechtigkeit, Geistesgegenwart.
Entstehung und Form: sekundär und trigonal. Manipulationen: Bedampfen von Bergkristall mit Gold: zu bläuliche Farbe. Bedampfen mit Titan: Zu rötliche Farbe.

COELESTIN: **Lit.I**: Celestis=himmlisch. Auch Apotom oder Schützit (von schützen). Klar, weiß und blau. Tiefblau meist gefälscht. Der **Meditationsstein**. **Klassischer Pessimistenstein**. Für Vergeistigung, höhere geistige Ebene, Erhöhung der Sensibilität, Klarheit im Denken, Wirrwarr der Gedanken, göttlicher Aspekt und Führung, Raumsanierung. Manipulationen: Bedampfen von Bergkristall mit Gold: zu bläulich, Bedampfen mit Titan: zu rötlich. Lit. II körperlich: chron. Muskelverspannungen (bei akuter M. Jaspis, Amethyst), Elastizität der Gefäße, Alterungsprozesse. selten getrommelt, meistens Rohsteine, Drusen, nur mit Rauch entoden, bei Wasser springt er leicht. Bildung und Form: sekundär und rhombisch.

Cyanit: siehe Disthen

DALMATINER JASPIS: Lit.I: früher Mückenstein, kein Jaspis=Augit mit Pyroxen oder Hastinxit. Schwarz/weiß, Der **Happystein, Lachen, Freude, Heiterkeit**. Bildung und Form: Primär, tertiär und monoklin.

DIAMANT: Durchsetzungsvermögen, Überwindung von Abhängigkeiten, Überwindung von Angst, fördert die Konzentration, entschlackend, entgiftend.
Lit.I: vom griechischen adamas=**Loslassen**. Nur Rohformen. Farben: weiß, gelb, rosa, blau, schwarz-meist bestrahlt. Körperlich: **Cholesterinspiegel**, Atheriosklerose, Abhängigkeit, **Antisuchtmittel** (Workoholik, Schokolade, Suchtgift), Wasseranwendung. Verwendung: die nicht für Schmuck geeigneten. Brilliant: 54 Facetten geschliffen. Menge künstlicher Diamanten. Reiner Kohlenstoff, Temperatur und Stoß empfindlich. Diamant nur unter Wasser oder Öl. Sonst Staub führt zu innerer Blutung. Tertiär / amorph

DICHROIT: **Lit. II**: dreifärbiger Stein (veilchenblau, grau, gelb). Körperlich: Leistungsfähigkeit, Nervenberuhigung, daher für Hektische. Verwechselbar mit Saphir und Tansanit sowie Glasimitationen. Form und Bildung: tertiär / rhombisch.

DIOPTAS: beruhigt die Nerven bei Stress und Unruhe. Lit II: Fülle, Reichtum, Vorstellungskraft festigen, Lebensträume verwirklichen

DISTHEN: (Cyanit, von Cyanos=blau), Lit. II: nicht die grüne Variante nehmen. Für Gelassenheit, gegen Opferhaltung, gegen Fatalismus (Kismet), Entschlossenheit, Kontrolle, geistige Elastizität. Meditation in Richtung Vergeistigung. Körperlich: Siliziumregulator: Elastizität der Blutgefäße, Beweglichkeit, Fingerfertigkeit, Knochenfestigkeit, Heiserkeit. Sonstige Verwendung: Feuerfeste Materialien. Bildung und Form: Tertiär, triklin.

DOLOMIT: verschiedene Varianten, weißbraune Bänder, Selbstverwirklichung; Bewältigung gestellter Aufgaben, Traditionsbewusstsein, reguliert extreme Gefühlsausbrüche. Kalzium-Magnesium-Regulator: Wasseranwendung bei **Diätkuren**. Krampflösend, Säureneutralisierend. Bei Magen-Darmbeschwerden, Sodbrennen:

Dolomitwasser (wie grüner Turmalin). Bildung und Form: sekundär und trigonal.
Dolomit weiß: seltene Variante, schneeweiß und goldfarben =Zuckerdolomit mit Pyritkristallen. Bildung und Form: primär / trigonal. Vorkommen: Schweiz.

Erdbeerquarz: **Lit.II**: auch Strawberry-Quarz: Für Stabilität in Partnerschaften, eigene Situation realisieren, über sich selbst lachen können, körperlich: psychosomatische Magenprobleme im zwischenmenschlichen Bereich. Vorkommen: Südafrika. Schwarze Einschlüsse sind Manganoxyd. Dadurch nicht verwechselbar mit Thulit, da dieser keine Einschlüsse hat. Form und Entstehung: trigonal und primär.

FALKENAUGE: (=blaues Tigerauge) linke Gehirnhälfte, bringt Harmonie
Lit.I: dunkelblauer Bereich (klassischer Vertreter: Sodalith). Falkenauge verstärkt **Sehkraft** (bei Überanstrengung durch Computer, Augenermüdung), für **logisches Denken**, Überblick bei komplizierten Situationen, gegen Überforderung, klärt Situationen, wirkt wie Dämpferstein für Blaue. Aufbewahrung mit anderen möglich: nicht wie Magnetit. Bildung und Form: Primär, trigonal, hexagonal

FLUORIT: dumpfer Druck im Kopf, Konzentrationsschwäche, bringt Energie zum Fließen, hohe spirituelle Wirkung

Lit.I: Fluorite haben alle erdenklichen Farben (rosa, grün, blau, gelb, klar, durchsichtig. Flussspat heißen sie auch, weil sie als Schmelzmittel die Schmelztemperatur senken. Für **alle** gilt: Als Fluorregulatoren sind sie für Zahnprophylaxe, Zahnfleisch, gegen Karies, Arthritis, körperliche Beweglichkeit.

Emotionell: Schaffen von Strukturen (**Ordnung**), gegen Chaos, öffnet den Blickwinkel, gegen Engstirnigkeit, Selbstvertrauen.

Nach **Farbvarianten**:

Klare Fluorite:

Regenbogen Fluorite: geistige Beweglichkeit, gegen Blockaden, freie Entscheidung, gegen Fremdbestimmung.

Blaue: Gegen Melancholie.

Grüne: antiseptische Wirkung, desinfizierend.

Gelbe: entgiftend. Lit.II: rasche Auffassungsgabe, Ordnungsliebe: primär, kubisch

Violette: Wetterfühligkeit, Kopfschmerzen und **Migräne** (weiterer Migräneklassiker: Amethyst). Fundstellen in Österreich: Ybbs-Persenbeug, sonst weltweit. Im Londoner naturhistorischem Museum: große Fluoritvasen. Fälschungen: Rosa Fluorite sehr selten, daher gefälscht. Kräftige Farben: durch Brennen und radioaktiv.

Lit.II: Form und Entstehung: Kubisch und primär. Die Bestrahlung hat einheitliche grüne, blaue Farbe zur Folge.

FEUEROPAL: **rasche Energiesteigerung**, mentale und physische Verdauung, Konzentration, Lernhilfe ungeduldige Kinder, verspanntes Hara
Farben: rot, orange, gelb, weiß. Je **roter**, desto kräftiger für **Kreislaufstabilität**;
je **gelb-oranger**, desto besser für **Verdauung**;
je **weißer**, desto besser für Meditation.
Steigerung der Energie, Leistung, Lebensfreude, Kreativität, der Sexualität, gegen **Lernschwäche**.

Oranger gut bei Gelenksproblemen/**Arthritis**. Achtung, nicht in die pralle Sonne legen. Als wasserhaltiger Stein, als ein amorphes Hydrogel enthält er bis zu 17 % Wasser und kann in der Sonne zerspringen.

Lit. II: je roter, je mehr Energie. Stein der Entdecker, Eroberer, für Auffassungsgabe, Konzentration, Lernhilfe. Farbunterschiede: Dunkelrote: Herz-Kreislauf. Orange: Entzündliches, Arthritis-Gelenke. Gelbe: körperliche und geistige Verdauung, verspanntes Hara. Farblose: Lebensfreude Meditation.
Alle: primär und amorph.

GRANAT: Antriebskraft, Willensstärke, Selbstvertrauen, Kindersegen, Fruchtbarkeit, öffnet den Blick für Verborgenes, für Lebenskraft und Mut

Lit.I; Krisenstein, alle erdenklichen Farben (grün, gelb, rot, braun, der schwarze heißt Melanit) In der Lithotherapie nur roter Stein! Ein klassisches Rot, Granatrot. In feinstofflichem Bereich löst er Krisen: in die Hand nehmen. Antriebskraft, Lebenskraft, Mut. Verwirklichung neuer Ideen. Im körperlichen Bereich: Sexualität, **Zellerneuerung**, gegen Durchfall, fördert die Nahrungsaufnahme aus dem Darm, Hilfe bei Verdauungsproblemen, Gallensteine, Nierensteine, für Fruchtbarkeit. Granatkette ist bei den roten Steinen eine Ausnahme: geht um den Hals, sonstige nicht. Manipulationen: häufig, Glasimitate, fühlen sich wärmer an. Granaten sind auch der Kaprubin und die Transvaaljade, als Karbunkelstein wurde der Granat von Hildegard von Bingen bezeichnet. Hessionit=braun-gelber Granat.
Lit.II: Klassiker für **Kindersegen**, klassischer **Krisenstein**, schärft Blick für Verborgenes, bei ausweglosen Situationen, stärkt Selbstvertrauen; körperlich stressbedingte Herzprobleme

GIRASOL: weißlich, durchsichtig, leicht milchig mit Quarzanteilen, heißt auch Kristallopal: Unzufriedenheit mit sich selbst und der Umwelt, Erkenntnis der eigenen Bedürfnisse, Bewusstwerden, Lebenslust, Freude, Spontaneität, Anspannung lösen, Friede, innerer Halt, für mehr Spiritualität, Körperlich: Anregung des Lymphflusses. Verfälschungen: Glas, Kunststoff. Bildung und Form: primär und amorph.

HÄMATIT: mobilisiert die Vitalkräfte, wirkt stärkend und aufbauend auf den Körper, mobilisiert verborgene Kräfte, unterstützt die Genesung
Lit. I: Klassischer **Kreislaufstein**, regelt **Eisenhaushalt**: Zell- und Blutaufbau. Besser als Eisen ex Nahrung durch Eisenpulver ist Hämatitwasser, Stein bei E**inschlafstörungen** (nicht am Körper, sondern neben dem Bett, unter Kopfpolster, unter dem Leintuch). Stärkung des Immunsystems. Echte Ketten sind teuer, bis 500 Euro. Fälschung: Presshämatit, für LT unbrauchbar. Andere Namen: Blutstein oder Spekularis, Trauerstein und Spiegelersatz.

Lit.II: **Einschlafstein**, stillt Blutungen, Blutbild, bei **Blasenproblemen**, stärkt eigenen Willen, beseitigt Schlafstörungen, auch wenn man zu müde ist, sehr aufputschend. Bei Narben- und **Phantomschmerzen**. Entstehung und Form: Primär, tertiär und trigonal.

Hämatitquarz: Eine Hämatitvariante, auch Eisenkiesel, ein Bergkristall mit roten Hämatiteinschlüssen. Die sanfte Variante.
Phantasie, **Kreativität**, Tatkraft, Toleranz, Durchhaltevermögen, klare Ausrichtung, Realisierung beschlossener Vorhaben, Freude. Schwächer als Hämatit. Schwacher Kreislaufregulator, macht begeisterungsfähig, guter **Schlafstein**, für Chi bei Meridianen. Gegen Winterdepression. Bildung und Form: Sekundär und trigonal.

Heliolit, siehe Sonnenstein

HELIOTROP: (auch Blutjaspis) verbindet mit der Kraft der Erde, Vitalität und Stabilität, reinigt und transformiert den physischen Körper, vermittelt Geborgenheit, spirituelle Entwicklung.
Lit.I: blau oder grün, brauchbar nur bei den charakteristischen roten Tupferln. Stein zur Hilfe von **Abgrenzung**, gegen Erschöpfung und **Müdigkeit**, für Lebensenergie.

Körperlich: **Eisenmangel**, holt als Katalysator Eisen aus Nahrung, bei Anämie infolge von Operationen, Narkose, Schwangerschaft, Menstruationsblutung. Stärkt die Geschmacksempfindung. Bildung und Form: sekundär, trigonal

HIDDENIT: Lit. II: nach US-Mineralogen Hidden benannt, wichtiges Lithium-Erz, grün, gehört zur Gruppe der Spodumene (Kunzit violett), Lithiumregulator, daher Antidepressivum, bei spiritueller Depression, wirkt ausgleichend auf Gehirnhälften, Aktivierung des Hypothalamus, hilft koordiniert zu denken, beide (Hiddenit und Kunzit) für Stoffwechsel der Gehirnzellen, Hiddenit steht aber für gute Laune, für Koordinationsprobleme und gegen Griesgram. Entstehung und Form: Primär und monoklin.

Howlith: Magnesium-Borverbindung siehe Magnesit.

HYAZINTH oder Zirkon: verstärkt die Wirkung anderer Steine, dämpft körperliche Sinnlichkeit, Depressionen, Erschöpfungszustände, innere Harmonie und Frieden, Trost, offenbart die kosmischen Zusammenhänge.

Lit.I: wichtigster Stein beim **Immunsystem**, Spuren von radioaktivem Material. Zu alte Steine: unbrauchbar. Er zerfällt, Glanz nicht mehr gegeben, an Kanten erkennbar; wichtig ist daher, dass auch an Kanten Glanz! Daher Hochzirkone: sie glänzen auch an Kanten. **Verstärkerstein**. Verstärkt die Wirkung anderer Steine. Daher überall noch dazu, zu 3-Mineralienregel, auch im Wasser. Als eigenständiger Stein: Standfestigkeit, Trennung von materiellen Dingen, **Antikrempelstein**, wichtigster Stein bei **Neurodermitis**, Hautatmung, allergische, fieberhafte Hautausschläge (Salbe, Wasser); Gastritis, Magenbeschwerden – in Kombination mit Onyx; Kandida albicans; Zirkonia in der Schmuckindustrie haben nichts mit diesem Zirkon zu tun! Bildung und Form des Hyazinth: primär / tetragonal.

Hyalit: Sonderform des weißen Opals (Hydrogel), wie ausgeronnener UHU, gegen Impotenz, klassischer Stimulator der männlichen Sexualorgane, für Frauen: rosa Turmalin.

IOLITH: Lit. II: zählt zu den violetten, hat Blauanteile, geht auch ins Gelbliche und Graugrüne. Der Rückgratstein, für **Ausdauer**, Durchhaltevermögen, Selbstsicherheit, scheinbar ausweglosen Situationen, hilft die tägliche Pflicht zu bewältigen. Alte Bezeichnung: Steinheilit. Entstehung und Form: tertiär und rhombisch.

JADE: schenkt **Frieden**, Harmonie und **Weisheit** des Herzens, fördert die eigene Wertschätzung und Liebe für die Schöpfung, hilft bei Unruhe, Rastlosigkeit, für Mut, Bescheidenheit, Gerechtigkeit, Stein des Friedens und der Weisheit
Lit. I: oder Jadeit, Farben: grün, weiß, gelb, violett. Farbgebung durch Natrium-Aluminium. Stein der Weisheit, Ausdauer, des Tatendrangs, Durchsetzungsvermögen, Selbstvertrauen. Gegen Rastlosigkeit, Unruhe. Klassische Jade kommt aus dem fernen Osten: Burma, China, Tibet, zweite Fundstellen in Madagaskar: identisch mit China. Großes Problem, echte Jade zu bekommen, sehr häufig manipuliert. Die **Grünvariante** steht in China für Glück, extrem hohe Beträge, während Madagaskarjade gute Preise hat. Körperlich: Ruhiger Schlaf, bei **Nierenproblematik**, auch bei Dialyse, früher Jadebecher, Geburtserleichterung, auch schon vor den Wehen, positive Entwicklung des Kindes. Jadeit ex spanischem: Stein

bei Schmerzen in der Hüfte. Jade ist elastisch und hat 50 mal höhere Tragfähigkeit als Stahl (?). Verwechslungen: afrikanische Jade, die Transvaljade ist Granat und rote Jade unbrauchbar. Entstehung und Form: tertiär und monoklin

JASPIS: aktiviert physisch und beruhigt psychisch, Konzentration, beruhigt Emotionen, Schutzstein, harmonisiert die Körperenergien, fördert die Erdverbundenheit

Lit.I.: auch Silex oder Hornstein = ziegelroter Stein, rotbraune gibt es im klassischen Sinne nicht, bräunliche Variante ist der Landschaftsjaspis, viele andere Steine werden auch als Jaspis bezeichnet, breites Spektrum: emotionelle Beruhigung, gegen unruhige Träume, für Ehrlichkeit und Demut, Realisierung von Vorhaben, **Umsetzung**, kalte Hände, bei **Tinnitus** und Taubheit (hinters Ohr picken), zur Lösung eines dicken **Schnupfens** (auf Nasenflügel), stärkt den Geruchssinn, bei Nackenverspannung, **Herzschrittmacherstein** (bei Hildegard von Bingen: aufs Herz legen). In Ägypten war er als Amulettstein wichtig, bei den Sumerern für Schwangere. In der Oper ist im Knauf von Balmung ein Jaspis drinnen.

Lit.II: Cholesterinregulation, Herzschrittmacherstein, Schlafstein, Konzentration, Schnupfen, Virenprobleme, nach Herzoperation, kalte Hände, verspannter Nacken, allgemein Verspannungen, kalte Hände, gegen Selbstherrlichkeit, Ischias, bei der Sache bleiben. Entstehung sekundär, Form trigonal.

KALCIT: Kalziummangel
Lit.I: Neben dem Blauen gibt es noch gelbe, grüne, und rötliche und klare. Kalzit ist kalziumhältig und daher ein **Kalziumregulator**, daher für **Knochenaufbau**, ermöglicht Kalziumaufnahme aus der Nahrung, für Haut und **Nägel**, bei Knochenbrüchen, gegen **Muskelkrämpfe**, hilft beim Umsetzen von Ideen und Gedanken

und beim Unterscheidungsvermögen. Bei der Raumsanierung sorgt er für Stabilität im Raum, gegen Hektik (Kugel), Blaue sind oft gefärbt und zu 95 % radioaktiv bestrahlt; die farblich blassen Varianten gehen meist in Ordnung. Ein Kennzeichen ist die Kalkspat-Doppelbrechung (Rhomboeder). Oft sind sie mit Kunstharz stabilisiert. Diese Manipulation lässt sich mit Salzsäure feststellen: Nur unbehandelte brausen auf, die mit Kunstharz nicht. Radioaktive Bestrahlung führt zu vielen sehr feinen Spalten.

Lit.II: Kalzit, gelber: am besten für **Raumsanierung**. **Stabilität**, körperlich: eitrige Wunden, Geschwüre, Unterscheidungsvermögen. Kalkspat ist primär und sekundär in der Entstehung und trigonal in Form. Roter Kalzit im Handel nicht mehr verfügbar, wird durch Thulit ersetzt.

KARNEOL: sanfter als Feueropal, fördert die Konzentration, belebt die kreative Ausdruckskraft, blutstillend, blutreinigend, gegen Depressionen, weckt die Lebensenergie

Lit. I: Tieforange bis hellorange. Für **sanfte Energiesteigerung**, besänftigt Zornige. Körperlich: stillt Blutungen (Nasen- und Zahnfleischbluten) durch Carneol-Wasser, fördert die Durchblutung, verdauungsfördernd, gegen Narbenschmerzen, Depression und Melancholie. Manipulationen: Wird gerne gebrannt, dadurch unwirksam, durch Brennen Spannungsrisse, mehr Farbe drinnen, bei sehr dunkelroten daher Gefahr des Brennens, besser: die Hellorangen. Carneol mit weißen Streifen: Sarder. Wenn noch braune Streifen dazu: Sardonyx.

Lit. II: Sanfte Leistungssteigerung, gegen Depression und Melancholie, hilft Alltagsleben überwinden. Körperlich: **Blutgerinnung**, Krampfadern (Carneolsalbe), auch gegen **Hämorrhoiden**, gegen Narbenschmerzen, auch gegen **Phantomschmerz**!

KASSIDERIT: **Schmerz** hemmend, für Einreibungen mit aufgeschwungenen Lösungen. Zinnstein. Schwarz. Knorpelapparat, Aufbau, Erhaltung, Bandscheiben, Tennisarm, Arthrose, Infektionsabwehr. Pulverform für Salbe. Primär / tetragonal.

Katzenaugenopal: Lit. II: grünlich, zählt zur Gruppe der Opale, nur als Rohstein verwenden, da so nicht stabilisiert wie Schmucksteine, nicht für Wasserentodung geeignet, sondern Rauch, grüne Brocken gut für Raumsanierung, für Arbeitsplatz, fördert Kreativität, Intuition, Gedankenfreiheit, bei Ungeduld und gedanklichen Blockaden, körperlich: bei Neuralgien, Geburtsstein. Entstehung und Form: Sekundär und amorph.

KORALLE: Bewusstwerden des eigenen Gefühls, wirkt anregend und belebend, Stabilität und **Flexibilität**, Schutz vor bösem Blick, gegen Depressionen und Melancholie, Symbol für Lebensenergie, stärkt die Konzentrationsfähigkeit

Lit I.: kein Mineral, ist biogenen Ursprungs, Farben rot, rosa, weiß, Symbol für Lebensenergie, **Kaliumregulatoren**, bei Knochenproblemen, spröde Haut, **brüchige Nägel**, **Muskelkrämpfe**, zerstörte Darmflora, schlechte Blutgerinnung, Hautunreinheiten, Wasser ansetzen und trinken, Fälschungen: rote meist gefärbt, weiße meist gebleicht.

Lit. II: **Fieber**, **Knochenbrüche**, Verbesserung der Gerinnungsfaktoren.

KUNZIT: (nach Herrn Kunze benannt), spirituelle Depression, unterstützt Einswerdung mit dem Göttlichen, Hilfe zur Selbstlosigkeit, fördert die Geradlinigkeit, fördert die Liebesfähigkeit, Ausdauer und Beständigkeit, **Stein des Herzens**, Toleranz, Demut, Geradlinigkeit.

Lit.I: **Lithium-Regulator**, **Antidepressionsstein**, körperlich: Durchblutung, Ausgleich der beiden Gehirnhälften, Ischias, bei Alkoholproblemen, gehört zu den Spodumenen (Hidenit=grüne, Kunzit violette, auch ins rosa).

Lit II: Zum geistigen **Zentrieren**: Kunzit, Hidenit, Bergkristall= ins Lot bringen. Bildung und Form: primär / monoklin

LABRADORIT: Labradorisieren = Farbspiel, braune Variante: Kreativität, gedankliche Blockaden, für etwas begeistern, Erinnerungsvermögen, Vitalität, Ideenfluss, Intuition. Körperlich. Nierentätigkeit, Säuren-Basen, Gicht, Rheuma, gegen Bluthochdruck, bei Kälteempfindlichkeit. Auch Raumsanierung für Kreativität. Spektrolit oder Feldspat wie Amazonit und Mondstein. Bildung und Form: Primär / triklin

LARIMAR: hieß vor 10 Jahren noch Pektolit, dann als Atlantisstein das 100-fache gekostet. Einzige Fundstelle in Baruko auf der dominikanischen Republik. Vom Minenbesitzer in den 80-er Jahren nach Tochter Lari und Meer (mar) benannt. Lager bald erschöpft. Stein des geistigen Wachstums, des Lernens, des konstruktiven Nachdenkens, der Kreativität, der Gehirntätigkeit, des Lebens in die eigene Hand nehmen. Bildung und Form: primär und triklin

LAPIS LAZULI: vermittelt Geborgenheit, führt den Geist nach innen, fördert die Intuition, die geistige Klarheit, vermittelt tiefe Freude, Vertrauen in die göttliche Führung, Stein des Himmels, beruhigt die Seele, **Medidationsstein**, weckt verborgene Energien.

Lit.I: Stein des Himmels, der Weisheit, Ehrlichkeit, Aufrichtigkeit, für übergeordnete Beziehungen, Wechselwirkungen zwischen den Dingen, Stein der Richter, hilft gerecht und richtig zu entscheiden. Körperlich: Probleme mit **endokrinen Drüsen**, Hormonausschüttungen, der Epiphyse, Hypophyse, Thalamus, **Schlaganfall**.

Meditationsstein zur Beruhigung der Seele. Vertrauen in göttliche Führung. Wasseranwendung.

Lit.II: Stein der Pharaonen, der Freundschaft, Meditation, geistige Klarheit, körperlich: Mandeln, **Stimmband**. Form und Entstehung: kubisch, tertiär.

LEPIDOLIT: Lit II: benannt nach Lepis=Schuppe, daher auch Schuppenstein, die einzelnen Muskovitplättchen sind schuppig angeordnet, heißt auch Lilait und ist mit dem Muskovit verwandt. Emotional: gute Laune, innerer Frieden, wichtiger Lithiumregulator: Antidepressionen, **Freude**, reguliert und stärkt das Immunsystem, Ausgleich zwischen rechter und linker Gehirnhälfte, gut bei **Schuppenflechte** (in Verbindung mit Hyazinth und Zinkblende bei Neurodermitis), in Onkologie bei Krebstherapie, Hautreinigung, Hautatmung, Ischias und Nervenstärke. Bildung und Form: primär / monoklin

Leopardenjaspis: Lit. II: eigentlich Rhyolite, eher farbneutrale, kreisförmige Flecken, sonst rot: Selbstakzeptanz: So wie man ist. Freude, Heiterkeit, Stimmungsschwankungen, Widerstandskraft, stärkt **Immunsystem**, Zuteilung schwierig: sind sowohl Quarze als auch Silikate. Bildung und Form: sekundär / trigonal.

MAGNESIT: harmonisiert das innere Gleichgewicht bei Stresssituationen. **Lit.I**: **Antistress**-Stein, **Magnesium-Regulator**, **Krämpfe**, Durchblutung, Gallenprobleme, **Cholesterin**-Senkung (wie Aventurin), Magnesit und Kalzit: optimale Form zum **Abnehmen**, zum Fettabbau: Wasseranwendung. **Herzinfarktprophylaxe**, mit Jaspis kombinieren: gegen Sklerosierung. Getrommelter Magnesit ist nicht vom **Howlit** zu unterscheiden. Daher die Hirnsteine, um Verwechslung zu vermeiden.

MAGNETIT: immer am Beginn einer Behandlung, bei Verladung und Verstrahlung, 3min, 3 x am Tag

MALACHIT: Erste Hilfe-Stein bei **Entzündungen**, sehr intensive Wirkung, Schutz gegen äußere Einflüsse, fördert die Kreativität, bringt die Körperfunktionen ins Gleichgewicht

Lit.I. Farbe: hellgrün, dunkelgrüne Bänder, daher grüner Glaskopf. Erste Hilfe Stein bei Entzündungen aller Art. Kupfer-Regulator, Gelenksentzündungen, Koliken, Menstruationsbeschwerden, Anregung der Milchbildung, Unterstützung weiblicher Geschlechtsorgane, Fiberblasen(draufhalten, aber nicht aufs Auge und nicht Gürtelrose, da dafür Sardonyx oder Sarder hilft), **Altersflecken** (Salbe), Pigmentstörungen, Psyche: für **Loslassen**, bei unterdrückten Gefühlen, nimmt Hemmungen (enthemmt), gegen **Vergesslichkeit**, für Kreativität, Infos schneller erfassen. Wasseranwendung mittels eines Steines ist ok, aber Malachitpulver dieses kupferhältigen Steins ist giftig, führt zu Nierenversagen. Wächst in Stalagmiten-Säulen, traumhafte Bänderung. Um Farbunterschiede besser herauszubringen, werden Steine geölt. Um diese Industrieöle herauszubringen: kochen. War der Göttin geweiht, Stein der Frauen, im MA gegen **Brechreiz**. Als Dekorationsstein: Malachitsaal in Eremitage, Paulskirche in Rom: Malachitaltar. Isakskathedrale St. Petersburg. Einstecken und auch Malachitdoserl.

Lit II: Entstehung und Form: sekundär, monoklin.

Mokait = roter Moosachat, siehe dort

MOLDAVIT: grünliche Variante des Tektits, die in Moldawien (aber auch in der Nördlinger Rieß, Krater 25 km) vorkommt. Die Tektite sind Meteorglas. Wahrsager-Stein, **Hellsichtigkeit**, Ideenreichtum, materielle Dinge loslassen=**Antikrempelstein**, Einfühlungsvermögen, Spontaneität. Körperlich: **Grippe**, Atemwegsprobleme, Bildung und Form: tertiär, amorph

MONDSTEIN: wirkt harmonisierend auf das emotionale Gleichgewicht, öffnet den inneren Gefühlsreichtum, löst Spannungen im Unterleib auf, bei **Angst**, **Stress** und Unruhe

Lit. I.: Im Orangebereich angesiedelt. Die braungraue Variante gilt als farbneutral im Wirkungsspektrum. **Hormonregulatoren**. Als **Kaliumregulator** gegen **Darmträgheit**. Wichtig für die Lymphproblematik, bei Magen-Darm-Geschwüren, und der orange auch gegen Appetitlosigkeit. Emotionales Gleichgewicht. Gefühlsreichtum, Auflösung von Spannungen im Unterleib bei Angst, Stress und Unruhe. Wasseranwendung. Anderer Name ist **Plagioklas**. Im Zillertal gibt es einen

weißen Mondstein, nicht zu verwechseln mit dem blauen. Die Wirkungsweise ist wie beim Orangen und grau/braunen. Wechselbeschwerden, Klimakterium.

Blauer Mondstein ist ein Labradorit, kein Plagioklas.

Der **orange Mondstein**: Unterleibsspannungen, Geburtserleichterung, Unfruchtbarkeit, **Magen-Darm-Geschwüre**, Intuition. Form monoklin, triklin, Entstehung primär.

Morganit: Lit.II: Morgan war Mineraliensammler, Zartrosa Stein gehört zur Gruppe der Berylle wie Aquamarin, Smaragd, Heliodor: Liebe zum Leben, eigene Gefühle wahrnehmen, Partnerschaft auf sehr hoher Ebene. Körperlich: gegen Leistungsdruck, Ruhe, Beschaulichkeit, Nervosität, Psychosomatik, Stoffwechselbereich, Gleichgewicht (körperlich), gegen Fanatismus. Verwendung: opake Varianten, feine Risse drinnen sind ok. Vorkommen in Brasilien, Madagaskar, Afghanistan. Entstehung und Form: primär und hexagonal.

<u>MOOSACHAT</u>:
Manganeinschlüsse. Für Bürositzer, die den Kontakt zur Natur verloren haben. Gegen tiefsitzende **Ängste**, gegen Natur-**Allergien**: Pollen, **Hausstaubmilbe**, Anzeichen für fehlenden Kontakt zur Natur.

Lit.I.: Grün bis blau. Anwendung auf Grüne beschränken. Die dendritischen Einschlüsse sehen wie Algenfäden aus und sind Chlorid-, Eisen bzw.Tierhaarallergie, Erde, Gräser Wasseranwendung und Umhängen.

Lit.II: Form und Entstehung: trigonal und sekundär. Calzedon-Achat. Angst vor Dunkelheit und vor der Natur. Für Inspiration und Neubeginn. Der Allergiestein. Der **grüne-Daumenstein** (Wasser für Pflanzen, zum Blumengießen). Der rote Moosachat, der Mokait, wird nicht verwendet, meist bestrahlt und so gefärbt.

<u>NEPHRIT</u>: Nierenleiden, Koliken.

Lit.I: als grüner Stein wird er oft als Jade angeboten, hat fast gleiche Eigenschaften wie Jade. Jade hat aber verfilzte Strukturen. Name leitet sich von Nephros, die Niere, ab, heißt aber auch Aktinolith. Körperlich: Stein bei **Nierenproblemen** (Koliken), Jade und Nephrit passen zusammen, aber bei **Harnwegsproblemen** ist Nephrit besser. Psychisch: Für inneren Frieden, Toleranz, Sanftheit, bei Selbstzweifel (das schaff ich eh nicht),

Lit II: **Antizweiflerstein**, Unentschlossenheit, Neutralität (eig. Identität bewahren),
Entstehung und Form: primär, monoklin

<u>OBSIDIAN</u>: zu viel seelischer Druck. **Lit**.I: auch Apachenträne, kein Mineral, eng mit Tektit verwandt, vulkanisches Glas. **Schock**,

Trauma, Todesängste, Sexualneurosen, **kalte Füsse**, **Gefäßverengung**. Farbvariante wie Regenbogen-, Silber-, Goldobsidian werden nicht verwendet, meist geklebt. Primär /amorph.

<u>**ONYX SCHWARZ**</u>: beruhigende und entspannende Wirkung, Traurigkeit, verleiht Widerstandskraft und Ausdauer, stärkt die eigene Selbstbeherrschung, erweitert das Bewusstsein, fördert die Gabe des Zuhörens, macht empfänglich für das Wort Gottes. **Lit**.I: nur tief schwarzen Stein verwenden, fühlt sich fettig an, Klassiker bei **Angina Pektoris, bei Nikotinproblemen** (Aufhören). Primär/ trigonal

<u>**OPAL**</u>: kein Mineral, sondern festes Hydrogel, nicht in pralle Sonne!

<u>**Opal WEISS**</u>: spirituelle Ungeduld, psychosomatisches Gleichgewicht, stärkt die **Intuition**, fördert die **Kreativität**, löst gedankliche Blockaden.

Lit.I: Gegen Hektik (Chrysokol=Antistress), für **Freude** am irdischen Leben, für ältere Personen: Freude am Dasein, Umsetzung von Gedanken, griechische Mythologie: Zeus über Titanen (Glückstränen), Flucht erst. Göttin des Regenbogens. Opal ist häufig manipuliert: Tripletten, Dupletten, man nehme Ausschussware der Schmuckindustrie. Sonderform des Opal der Hyalit (dort).

Harlekinopal: auch natürlich, aber vielfach rekonstruiert. Zwischen Opalstücken Fugenmasse.
Bildung und Form der Opale: sekundär und amorph.

<u>**PERIDOT**</u>: beruhigt Emotionen, Ausdauer, Leistungsfähigkeit, fördert die Intuition und Weitsichtigkeit, steigert die Leistungsfähigkeit, mangelndes Selbstvertrauen, guter Begleiter auf dem spirituellen Weg.

Lit. I: Peridot auch Olivin oder Chrysolith. Immer die grünen verwenden, hell/dunkel. Die manipulierten sind fast klar oder ganz dunkel. Spannungsrisse zeigen Bestrahlung. Für Ausdauer, Leistungsfähigkeit, Weitsichtigkeit, aufgestaute Emotionen, schlechtes Gewissen, **Schuldgefühle**, spiritueller Begleiter. Körperlich: Übersäuerung, Gelenksprobleme, Arthritis, **Arthrose**, Rheuma, Gicht, reguliert **abnormes Zellwachstum** (Narbenwucherung), **Warzen**, Keloid, Narben, **Krebs**. Zur Ausleitung von Giftstoffen mit Citrin (gelb) kombinieren. Rotes Meer war Fundstelle. Mit Kreuzfahrern nach Europa. Im Mittelalter auch Abwehrstein gegen bösen Zauber. Peridosit gehört zu den Gesteinsbildenden Mineralien. Neben dem Amethyst einer der wichtigsten Steine in der Liturgie, im klerikalen Bereich, daher Kirchenschmuck. Vorkommen auch im Stubbachtal in den Tauern, Peridotknollen auch in Kapfenberg. Diese nicht waschen, denn sie zerbröseln.

Entstehung und Form: primär, rhombisch

Prasem:

Laut Gienger wirkt Prasem körperlich schmerzlindernd und fiebersenkend. Er lässt Schwellungen und Prellungen abklingen und lindert Strahleneinflüsse wie Sonnenbrand, Sonnenstich und Hitzschlag. Spirituell fördert er die Beherrschung, seelisch lindert er hitziges Gemüt, Zorn- und Wutausbrüche.

PRENIT: Interessanter **Lernstein**, steigert Aufnahmefähigkeit, Auflösung unangenehmer Empfindungen, hilft zu verstehen, Stärkung der eigenen Identität, Verarbeitung von Sinneseindrücken. Körperlich: Fettabbau, Fettstoffwechsel, aber nicht so typisch wie beim Aventurin. Farbe ist lauchgrün ins Klare hinein, also eher hellgrün, mit Chrysopras verwechselbar, Namensgeber war der Entdecker Oberst Pren, anderer Name: Aedelit, fälschlicherweise auch als Kap-Smaragd bezeichnet, Vorkommen in Südafrika und

Indien. Fälschungen: gebrannter Achat. Entstehung und Form: primär und rhombisch.

<u>**PYRIT**</u>: gegen Depressionen, Ängste, ändern von Verhaltensmustern. **Lit**.I: Der absolut perfekte Würfel, der größte hat 2 Meter Kantenlänge, eher nicht manipuliert, für **Selbsterkenntnis**, hilft eigenen Charakter zu prägen, zu leben, Atmungsorgane, Halsprobleme, bei **Schlafstörungen** ist er der Durchschlafstein, der Aventurin der Einschlafstein und der Amethyst und Howlit bei Albträumen. Bei Wasseranwendung verliert er den Glanz, Umwandlung in **Markasit**=verwitterte Form des Pyrits.

Lit. II: **Schlafstein**, prägt eigenen Charakter, Verhaltensmuster, Erkennen eigener Fehler. Körperlich: Bei **Atemwegsproblemen**. Entstehung und Formen: primär, sekundär und tertiär, kubisch

Pyritsonne als **Ganzkörper**-Stimulanz. Auflegen auf Universalpunkt: Ober Herzchakra, gilt für alle Steine. Vertragen kein Wasser! Zerbröseln leicht.

<u>**RAUCHQUARZ**</u>: für psychischen Abfall, Trauerarbeit, psychisches und physisches **Loslassen**, **Erdung**, Konzentration, für Erdverbundenheit für mehr Selbstvertrauen, bringt Licht ins Dunkel der Seele, löst negative Gedanken auf, gibt inneren Halt und Kraft.

Lit.I: desto rauchiger, umso mehr bestrahlt, ganzdunkle (Morion) nicht verwenden!

Leute vertragen, gegen **Kraftlosigkeit**.

Bildung und Form: primär, trigonal und hexagonal.

<u>**RHODOCHROSIT**</u>: Schrei der Seele nach Umarmung, **Liebe**, Stein der Veränderung, löst Blockaden des inneren Wachstums, Zerstörung der **Gewohnheitsmuster**.

Lit. I: rosa-weiße Bänderung sind o.k., bei einfarbig rosa: gefärbte Variante, unbrauchbar; bei schwarzen Einschlüssen: Rhodonit. Seelisch: Stein der **Veränderung**, löst eingefahrene Muster auf wie Wiederholungszwang und Endlosschleifen, **Schrei nach Liebe,** gegen Vereinsamung, für pos. Lebenseinstellung.

Körperlich: Als **Manganregulator**: **Osteoporose**, Rheuma, schlecht heilende **Knochenbrüche**, allergische **Hautreaktionen**.

Lit. II: Elastizität der Blutgefäße.

Entstehung, Form: sekundär / trigonal.

RHODONITH: beruhigt emotionell und die Gefühle, Vitalitätsstärkung bei gleichzeitigem **Erden**, stärkt das Selbstvertrauen, erdende Eigenschaft.

Lit.I: Rosa-schwarzer Stein. Heißt auch Mangankiesel oder Kieselmangan. Schwarzer Anteil ist Manganoxyd. Nur rosa und nur schwarze sind unbrauchbar. Erste Hilfe. Klassischer **Schockstein**. Auch bei Insektenstich und allergischen Schock. Traumatisierung, Geburtstrauma, Heilung von Wunden, gegen Narben und Rachegedanken, Hilfe für Verzeihung, obere **Atmungswege**, Lungenproblematik, bei **MS**, Manganregulator wie der Rhodochrosit. In Moskau ist die U-Bahnstation Majakoska mit Rhodonit verkleidet. Andere Stationen mit anderen Steinen.

ROSENQUARZ: Stein der **Liebe**, harmonisiert im psychischen Herzbereich, fördert Sanftheit, Zärtlichkeit und Liebe, hüllt die Seele in eine liebevolle Schwingung ein, belebt die Phantasie und die Ausdruckskraft, löst Groll, Kummer und Enttäuschungen auf. Meditationsstein.

Lit.I: rosa hell bis ganz trüb (Wirkung gleich), je klarer umso teurer. Wenn ins Violette, dann Lavendelquarz. Stein der **Liebe**, Klassiker für **Raumsanierung**, aber nicht unters Bett: verstärkt auch die Wirkung von geopathischen Zonen. Auch nicht zum Fernseher.

Verstärkt die Strahlung. Besser Salzlampe, sie verteilt negative Ionen und verstärkt nicht die Strahlung (am billigsten vom Lagerhaus als Leckstein). Stärkt und festigt Beziehungen, bei **Partnerschaftsproblemen**. Ideal, wenn ihn beide tragen. Für **Sanftheit**, Zärtlichkeit, gegen Groll, Kummer und Sorgen. Für schöngeistige Berufe: Maler, Künstler. Auch Wasseranwendung. Z.B. Kaffee mit Rosenquarzwasser. Kombination von Bergkristall, Rosenquarz und Amethyst hilft immer. Körperlich: Entlastung und Entgiftung des Stoffwechsels. Fundorte: Bleistein in der Oberpfalz, im bayrischen Wald. Aus Rosenquarz, so groß wie Kahlenberg. Fundstellenbücher geben genaue Beschreibung und Aufschluss über die Geologie: wie bilden sich die Kristalle. Granaten z.B. in Stockerau bei der Horner Bundesstraße, aber auch am Preber See in Salzburg.

Lit II: Unterleibskrämpfe.

Entstehung und Form: primär, trigonal und hexagonal.

RUBELIT: rosa Turmalin: ähnlich wie Rubin jedoch schwächer.

Lit. II: unisex anwendbar, unterstützt Weiblichkeit, löst alte Kränkungen, Verletzungen auf, fördert Unternehmungslust,

körperlich: Hormone, Sehnenscheiden, Scrollfinger durch Computerarbeit, Nervenleitfähigkeit, für Neuanfang, Toleranz.

Entstehung und Form: primär und trigonal.

RUBIN: überall anwendbar, kurzzeitiges Tragen, Universalheilstein, Schwächezustände, vermittelt warme und kreative Energie, Läuterung und Wandlung, Schüchternheit, mangelndes Durchsetzungsvermögen, **Stein** des **Herzens** und der **Liebe**, hebt unser Bewusstsein auf eine höhere Ebene.

Lit. I: Rubin ist neben dem Saphir und Smaragd überall einsetzbar, daher die drei **Universalsteine**. Unteres Körperdrittel (Rotbereich) der **Rubin**, mittleres Körperdrittel (Grünbereich) der **Smaragd** und im oberen Körperdrittel (Blaubereich) der **Saphir**. Rubin zählt wie der Saphir zu den Korunden. In der LT kommen jene Steine zum Einsatz, die nicht in der Schmuckindustrie verwendet werden, weil sie opak oder sonst nicht als Schmuck verwendbar sind. Der Rubin ist der Stein der **Sonne**, des **Herzens**, der **Liebe**. Gefasste Steine, also mit Metall umgeben, sind für die LT unbrauchbar. Für Wachheit im Geist, Wandlung, **Veränderung**, gegen Lethargie und Schüchternheit, mangelnde Durchsetzbarkeit. Sehr kräftiger Stein: sollte daher **nur kurz getragen** werden mit Dämpfersteinen, z.B. mit einem roten Tigerauge kann er auch länger als 5 – 10 Minuten verwendet werden.

Körperlich: Leistungsfähigkeit, Fieber, **Entzündungen**, **Grippe**, plötzlich auftretende Krankheiten. Künstlich hergestellte Rubine unbrauchbar: 90 % davon im Schmuckhandel, z.B. die Knischka Rubine im Mineralienmuseum. Niemand weiß, wie gemacht. Technische Verwendung im Kurund-papier, Schmiergel-papier, in Uhren.

Lit. II: Viele Manipulationen, Klassischer **Wandlungsstein**, Durchsetzungsvermögen, bei Kopfschmerzen, Lethargie, großen Stimmungsschwankungen, gegen **Durchfall**, Blähungen, **Blutdruckregulation**, nach Menstruation.

Form und Bildung: Trigonal sowie primär und tertiär.

<u>RUTILQUARZ</u>: harmonisches Durchschwingen Solarplexus bis 3. Auge, verstärkt die Heilkraft der anderen Steine, gegen Depressionen, Ruhelosigkeit, fördert die **Konzentration**

Lit.I: Sagenit oder auch Venushaar. Viele Varianten, Bergkristall mit feinen Titaneinschlüssen (nicht die mit schwarzen, dann Turmalinquarz). Die Titanoxydfäden sind gelb, golden, rot oder braun. Der klassische **Lernstein**. Auch „aufs Bild“. Hilft, Wissen aufzunehmen, Prüfungsangst, Schulängste abzubauen, gegen **Denkblockaden**, bei Lernschwierigkeiten, gibt neue Hoffnung,

Aufrichtigkeit. Körperlich: gesundes Zellwachstum, **Zellregenerierung**, Zentralnervensystem, gegen **MS** und auch **Krebs**. Verwechslungsmöglichkeit: Bergkristallkugeln, rosa Rutilquarz.

Lit. II: Gegen chronische. Bronchitis.

SAPHIR: Weisheit, Klugheit, klarer Verstand, Zornausbrüche, öffnet den Geist für kosmisches Wissen und Wahrheit, Reinigung, Verwandlung, Erneuerung der Seele und Geist, bringt Klarheit auf den spirituellen Pfad, Stein der Wahrheit und der Gerechtigkeit.

Lit.I: der dritte Universalstein, für den oberen Bereich. Stein der **Wahrheit, Gerechtigkeit, Weisheit, Klugheit, Verstand**. Gegen Habgier, Hass und Neid. Körperlich: **Augenprobleme** wie grüner Star, Glaukom (Augendruck), steigert die Aufnahmefähigkeit wie Nürnberger Trichter – in kurzer Zeit lernen.

Lit II: Wasseranwendung oder Drauflegen. Opake Steine sind den schönen vorzuziehen.

Bildung und Form: Primär, tertiär / trigonal.

SARDER: Öffnung der Energiekanäle nach unten, für Intellekt

Lit.I: Bei einem Karneol mit weißen Streifen spricht man von Sarder. Ist klassischer **Intellektstein**, beruhigt emotionell, fördert Erden, verbunden nach unten. Körperlicher Bereich: **Gürtelrose**, Gelbsucht, **Durchfall**, Entbindungsprobleme.

Lit.II: mehr orange-braun, keine weißen Bänder wie oranger Achat. Für Intellekt. Primär und trigonal.

SARDONYX: dämpft zu starke Gefühle, Öffnung der Energiekanäle nach unten

Lit.I: wenn Sarder noch mit braunen Streifen dazu, dann ist es ein Sardonyx. Farben: orange, braun und weiße Streifen. Als Lagenstein dient er der Steinschneidekunst für Gemmen. Klassischer

Vernunftstein, der Antidummstein, für Ernst, beim Lernen sich ernsthaft mit den Themen auseinandersetzen, bei großem **Zorn**, überschwellenden Gefühlen, bei **Überaktivität**, nicht einschlafen können, da zu viel gearbeitet, bei unruhigem Schlaf. Körperlich: **Darmgrippe**, Durchfall, Darmträgheit, **Bluthochdruck**: Wasseranwendung.

Lit. II: **Erdung**, Bodenverbundenheit, der Antidummstein, körperlich: **Darmgrippe**,

Entstehung und Form: Primär, trigonal und dreifärbig.

<u>SCHALENBLENDE</u>: siehe auch Zinkblende: Verknöcherte Strukturen aufbrechen, Grübelei, Dramatische Situationen überstehen, Körperlich: Diabetes, Geschmacks- und Geruchssinn, Wundheilung, **Prostataprobleme** (Aufpicken), Bronzit, Peridot und Schalenblende bei Vorkanzer Wasseranwendung, da kein Blei wie bei Zinkblende dabei. Primär / kubisch und hexagonal

<u>SCHNEEFLOCKENOBSIDIAN</u>: Entscheidungshilfe, Verlangen etwas einzugraben, für Standfestigkeit und **Erdverbundenheit**, regt den Energiefluss an.

Lit.I: Entscheidungshilfe im materiellen Sinn, Problemlöser, **kalte Füße**, auch vulkanisches Glas, Schneeflocken=Sandeinschlüsse. Mahagoniobsidian: nicht verwendet. Primär/amorph

<u>SMARAGD (Emerald)</u>: **2. Universalheilstein fürs mittlere Körperdrittel (die anderen beiden: 3.Saphir-oben**, 1. Rubin-unten) Lebens-, Antriebskraft, Stein der **Liebenden und Partnerschaften**, der Weisheit und des inneren Friedens, schenkt Frieden und Harmonie,

hilft bei der Übereinstimmung mit den Kräften der Natur, regeneriert, **verjüngt**, erfrischt, beruhigt, Schutzstein gegen drohendes Unheil.

Lit. I: Neben Jade 2. **Friedensstein**. Körperlich: **Herzprobleme**, Ausscheiden von Giftstoffen, bei müden und überanstrengten Augen: Smaragdwasser, im Mittelalter der **Augenheilstein**, Magenübersäuerung, geistige Regsamkeit, regenerierend bei Überanstrengung, verjüngend, Nebenhöhlenbereich, Entzündungen, **Zellwucherungen**. Gehört zu den Beryllen (wie Aquamarin, Heliodor, Goldberyll). In Sri Lanka ein große geschnittene Buddha-Darstellung, Ring des Polykrates, große Smaragde auch im Topkapi.

Lit II: Ausscheiden von Giftstoffen, Nagelbetteiterungen, Gelenksprobleme. Primär, tertiär sowie hexagonal

Smaragdquarz ist eine schwächere Variante mit etwas Smaragdanteil

SODALITH: **Gelassenheit**, beruhigend, löst alte Gedankenmuster auf, fördert das Selbstvertrauen und wirkt auf den geistigen Bereich, fördert analytisches Denken, die Standfestigkeit.

Lit.I: Klassiker für **Arbeitsplatz**, Schreibtisch, intensive geistige Tätigkeit, **Ordnung** halten, lockere Wurstigkeit. Körperlich: **Sodbrennen**, übersäuerter Magen, Wasserhaushalt, Säure-Basen-Haushalt, aufgedunsen bei zu viel Salz (wenn hormonell, dann Mondstein) Lymphsystem, **blutdrucksenkend**. Große Sodalitbrocken für den Raum bei SC-Nord, Bellaflora und Baumax, auch Aventurinbrocken.

Entstehung und Form: primär /kubisch

SONNENSTEIN: Lit.II. Heliolit (Delawarit, Sonnenstein), gehört zur Plagioklas-Gruppe, nicht mit dem Goldfluss zu verwechseln. Hilft, das eigene Wesen zu erkennen und zu leben, ja zu sich selbst zu sagen, für Selbstwertgefühl, für **Selbstvertrauen**, auf eigenes Glück zu vertrauen, Akzeptanz einer **göttlichen Führung**, Filter für positive Erlebnisse, eliminiert negative Gedanken, steht für neue Perspektiven, neue Wege. Manipulationen: häufig gebrannt, erzeugt Sprünge, zu tief orange.

Körperlich: **Vegetatives Nervensystem**.

Entstehung und Formen: Primär und triklin.

SUGILITH: für sensible offene Menschen, Schutzstein für den Träger, gibt spirituelle Energie und **Vitalität**.

Lit.I: tief violett, nur diese verwenden, als Donat am Universalpunkt, also über der Thymusdrüse (dort sind alle zulässig),für sehr offene, für sensible Leute, ideal für Zeitgeist, für herrschende Zeitperiode, New Age Stein, psychosomatische Probleme, eigenen Standpunkt zu bewahren, kräftiger Heilstein, **gegen** Vereinnahmung von anderen Personen, Therapeuten **gegen Aussaugen**, aber nicht zumachen. Kräftiger Heilstein, Heilkraftverstärker wie Hyazint mit anderen gut kombinierbar. Er reflektiert nicht wie Amethyst, daher Stein für Therapeuten: bei Energiearbeit als Selbstschutz, ohne Konnex zu Klienten zu verlieren. Andere Namen: Saualpit, nach Fundort, Lubolit.

Lit.II: 3. Spodumenart, bei Bestrahlungen funktionieren sie nicht.
Bildung und Form: primär / hexagonal.

TANSANIT: Farbwechsel, blau bis blau-violett bis rosa, Zoisitgruppe, auch Eisenzoisit, je deutlicher der Farbwechsel desto teurer. Therapeutisch nur Ausschuss verwenden (kein Farbwechsel): Erkennen der eigenen Berufung, der Zielsetzung, klar den Weg beschreiben oder was auf einem zukommt, Angst vor Zukünftigem, für Vertrauen in eigene Fähigkeiten.

Bildung und Form: primär / rhombisch.

TEKTIT: hilft beim **Loslassen,** beruhigt Geist und Gefühl, entspannend.

Lit.I: entzieht Körper sanft **Ladungsenergie**; stark dagegen Magnetit; auch im Schlafbereich: beim Fuß überschüssige Energie heraus, ohne Körperberührung. Tektit-Wasser zum Ausleiten von **Amalgambelastung**. Entstand durch Meteoreneinschläge = meteorisches Glas. Tertiär / amorph **Moldavit** =grünliche Variante des Tektits, auch Javanit etc. wo Einschläge. siehe dort

TIGERAUGE: vermindert die Wirkung anderer Steine (auf Komplementärfarben achten, eventuell Falkenauge oder rotes Tigerauge verwenden), schärft den Verstand, Erkennen der eigenen Fehler, stärkt das **Selbstbewusstsein**.

Lit. I: Farbneutraler Stein, da eher als braun eingestuft. Sehr gut, um eigene Fehler zu erkennen, Für Selbstbewusstsein, für Standfestigkeit. Als Trommelstein zum Einstecken und für die Hand. Erzeugt keine Blockaden, dient als **Dämpferstein**, meist in Kombination mit anderen.

Lit. II. Chronische Verdauungsprobleme, **Blähungen**. Formen und Entstehung: hexagonal, trigonal / tertiär.

Rotes Tigerauge: Lit.I: Asbest in Quarz gebunden, als Dämpferstein, und zwar der Reihe nach: blau, rot, braun), das rote TA entsteht durch Brennen und ist ok, da nur als Dämpferstein angewendet. Macht z.B. eine Amethystdruse den Raum unruhig, dann Tigerauge drauf, das dämpft.

Lit. II: **Sehkraftverstärkung**, auch im Selbsterkennen. Tertiär, trigonal und hexagonal.

TOPAS: Stein des Lichtes und der Liebe, löst negative Schwingungen auf, fördert die Konzentration bewirkt, Klarheit im Denken, Sehstörung

Topas GELB: Bewusstsein, Wachheit, Klarheit, nimmt belastende Gefühle und Gedanken weg, fördert die geistige und körperliche Verdauung

Lit.I: **Goldtopas**, auch Imperial Topas, Farbe zwischen gelb und orange, Chakren nebeneinander. Wenn rosa, dann gebrannt, Spannungsrisse. Hat in Wirkungsweise nichts mit den Topasen gemein. Stein der Sonne, des Lichts, der Freude im Alltag, Antidepressionsstein, gegen belastende Gedanken, nimmt Angst, vertreibt trübe Gedanken, für ältere Personen, für geistige und körperliche Verdauung, gegen Magersucht, ein Appetit fördernder Stein. Fälschungen: gebrannte Amethyste wie der Madeiratopas (dort gibt es keine Goldtopasse). Verwendung daher nicht die getrommelten und geschliffenen, sondern die Kristallform: diese hat typische Längsrillen, die der Amethyst nicht hat.
Der Oriental-topas ist ein gelber Korund und auch ein Brennprodukt.

Lit. II: Goldtopas für Leber, **Bauchspeicheldrüse**, gegen grauen Star, Magersucht, Appetit anregend, für geistige und körperliche **Verdauung**. Primär und rhombisch.

TOPAS HELL: großer Druck, seelisch nicht frei atmen können.

TOPAS BLAU: ähnlich Aquamarin, Energiefluss im **Kehlkopfchakra**. Laut Met. bewahrt er vor Schilddrüsenvergrößerung und lindert **Kropf** (Struma).

Lit.I: Von Aquamarin (durchscheinende oder grünlich-blaue, weil blau immer mehr gefragt) schwer zu unterscheiden, Beim Topas die klaren. Durch Bestrahlung: sehr kräftige Farben. Stein der **Liebe**, des **Lichts**, bei großen, **seelischen Druck** (nicht mehr durchatmen, total eingeschränkt, nicht mehr klar denken). Energiefluss in den **Meridianen**, stärkender Einfluss auf das **Nervensystem**, **Sehstörungen**, grauer **Star** (grüner Star: der Glaukonit, auch Durchblick haben, Saphir?). Saphiras ist anderer Name. Der größte geschliffene hat 21.000 Karat, gehörte einer brasilianischen Prinzessin, wurde mit Diamanten verwechselt.

Entstehung und Form: primär und rhombisch

THULIT: Lit. II: auch **Zoisit**, Manipulationen eher selten, zwei Varianten: ausgeblichener rosa Stein oder er geht ins rosa-violette, daher eher bei den roten Steinen. Seelisch: Inspiration in Richtung neue Unternehmen, **Kreativität**, neue Herausforderung, Selbstüberwindung, über eigenen Schatten springen, Leben zu genießen, Schönheit, Abenteuer, Romantik, Steigerung der Lebensenergie, **Neubeginn**, bewusstes Erkennen, körperlich: **Potenzstörung**, Sexualorgane. Form und Entstehung: rhombisch und tertiär.

TURKIS: verbindet die hohen Ideale des Geistes mit der ursprünglichen Kraft der Erde, zieht positive Energien an, schützt Körper und Seele vor negativen Einflüssen, vereint die Kraft von Himmel und Erde, Energiequelle für den gesamten Organismus.

Lit.I: Kupferhältig, erschließt Energiequellen im Körper. Sehr häufig manipuliert, gerne gefärbt. Die grünlich-braune Variante hat dieselbe Wirkung wie die hellblaue. Einer der drei **Schutzsteine**. Schutz **von außen, schluckt alles**. Klassischer Stein des Schamanismus bei südamerikanischen Indio-Kulturen: hält **Unheil** ab, verbindet mit höheren Wesenheiten, mit Idealen des Geistes, ohne Boden zu verlieren.

Körperlich: **Kupferregulator**: Gegen Übersäuerung, **Gelenksproblemen**, Reinigung, Unverträglichkeit von Fetten, Säuren, Sonnenöl, Hautöl. Vorkommen im Waldviertel: dünne Türkis-adern in der Gegend von Altnagelberg bei Glasindustrie.

Entstehung und Form: sekundär und triklin

TURMALINQUARZ: für Spiritualität ohne die Realität zu verlieren, in Verbindung mit Bergkristall = hohe Spiritualität und

Bewusstseinsebene, für inneres Gleichgewicht, öffnet eine höhere Bewusstseinsebene

Lit.I: Farbneutraler Stein: Für Spiritualität, ohne die Realität zu verlieren; Stein für **Einsicht** und Akzeptanz, gegen spirituelle Depression, gegen **Phantomscherzen**.

Lit.II: Gegen Ungeduld, für geistige Entwicklung, Meditation mit Bergkristall, hilft für Konzentration und **Bodenhaftung**.

Entstehung und Form: primär und trigonal sowie hexagonal.

TURMALIN: macht das Herz offen und weit, öffnet das Bewusstsein, fördert die Konzentration, beeinflusst das **Gleichgewicht** zwischen **Körper**, **Geist** und **Seele**.

Lit.I: alle mögliche Farben, vielfach manipuliert, aber vor allem: rosa, rosa-grüne, grüne blaue und die Schwarzen: diese sind Turmalinquarze. Die zweifärbigen sind Wassermelonenturmaline. Farbgebung durch verschiedene Mineralien, wie Eisen, Mangan, Chrom etc. Daher die Anwendbarkeit nach Farben verschieden: Für alle aber: **Ausgleich** von **Körper**, **Geist** und **Seele**. Für Bewusstsein und **Konzentration**. Manipulation der Turmaline: Färben, Bestrahlen, Dupletten, ,Tripletten, Draufkleben einer dünnen Schicht. Charakteristikum: Pyroelktrizität, Piezzoelektrizität. Polychrome Turmaline haben alle Farbzonen. Kostenintensive Stäbe. Gelbe und braune Turmaline sind relativ selten.
Primär und trigonal.

TURMALIN rot, rosa: wie schwacher Rubin,
Lit.I: rosa Turmalin ist Rubelit. Unterstützt Weiblichkeit. Gegen alte Kränkungen und Verluste . Im Körperlichen: Hormonregulator, Nervenleitfähigkeit, **Sehnenscheidenentzündung** als Salbe, Kapal Syndrom: Turmalin aufpicken. G: Energiefluss, stärkt die Funktion der Geschlechtsorgane, fördert die Duchblutung und Blutreinigung in Milz und Leber.

TURMALIN blau: fördert die Konzentration

Lit.I: auch Indigolith, Stein für Konzentration, Toleranz, Treue, **Verantwortungsbewusstsein**, Horizonterweiterung, öffnet geistige Freiheiten. Im Körperlichen: **Schilddrüsenregulation**, am Hals geeignet, da blau, Wasseranwendungen. Es gibt auch eine hellblaue Variante. Körperlich: G: regt Wasserhaushalt sowie Nieren und Blase an. Er lässt Brandwunden narbenlos verheilen.

TURMALIN schwarz: absorbiert negative Schwingungen, gegen negative Energien **Schutzschild** und Blitzableiter für negative Energien fördert innere Disziplin und Durchhaltevermögen.

Lit.I: **Blitzableiter-stein**, gegen Angriffe von außen, Schutzschild, eigene Fehler erkennen, Blitzableiter bei Computerarbeit, daher einziger Stein beim Computer.

TURMALIN grün: harmonisierend, beruhigend, hilft bei Liebesbeziehungen, stimmt heiter und gelassen, gibt Selbstvertrauen.

Lit.I: auch Verdelith, Stein für **Heiterkeit**, Gelassenheit, Lebensfreude, ideal bei ungeduldigen Personen. Körperlich: Ermüdungserscheinungen, **Muskelkater**, Überanstrengung, Salbe oder Wasseranwendung.

TURMALIN ZWEIFÄRBIG: Entscheidungshilfe

TURMALINSTAB:

Lit I: Plus/Minus, auf Polarität wird wert gelegt, in Energieflussrichtung auf Vorderseite des Körpers mit Spitze nach oben, auf Rückseite des Körpers mit der Spitze nach unten. Mit vier Turmalin-stäbe werden schneller Ergebnisse erzielt. Wenn bei Arbeit Stab zerbricht, eingraben. Beim Hinunterfallen, dann weiterverwenden.

WASSERMELONENTURMALIN: harmonisierend, verbindet die weltliche und die göttliche Liebe, für heitere Gelassenheit.

Lit.I: rosa-grün, viele Farbvarianten, auch durch Bestrahlen und Erhitzen. In der Mitte rosa, außen grün. Klassischer Verbindungsstein von Körper und Geist. Unter dem Herzchakra: Körperbezogenheit, ober dem Herzchakra: Geistbezogenheit. WT hilft, den Einklang herzustellen. Für das Treffen von **Entscheidungen** bei nicht materiellen Dingen. (ähnlich wie auch der Schneeflockenobsidian bei materiellen Dingen).

Lit II: Gelassenheit, Heiterkeit, Loslassen im Sinne von Strukturen hinein (Entkrempeln), **Antisammlerstein**. G: Nervenregeneration, hilft bei Lähmungen und Multipler Sklerose.

VANADENIT: brauner Stein mit schönen Kristallen, Vanadiumregulator: Atemwegsbereich, Lungenstärkung, große Veränderungen, Abschiedsschmerz. Giftig die Pulveranwendung, nicht jedoch Wasseranwendung, Gut daher aufs Bild. Bildung und Entstehung: sekundär / hexagonal

WULFENIT: **Lit II: nicht mit Wasser entoden, Wasseranwendung kein Problem, aber nur wenn kein Bleiglanz dabei ist! Wulfenit ist u.a. ein Gelbbleierz**, benannt nach dem Entdecker Wulfen, ein Molybdänbleierz. Daher Molybdänregulator, Kariesprophylaxe, Impotenz, Harnsäurespiegel, **Gicht**, Zellatmung, Muskelschwund, **Auflösung von Verhaltensmustern**, zwanghaftes Zurückhalten, nicht aus sich herauskommen. Piezoeffekt. Vorkommen in Bleiberg und Tschechien. Farben: rot, gelblich, orange. Die teuersten sind die gelb-orangen.

ZINKBLENDE (SPAHLERIT): Zinkregulator. Haare, Haarausfall, brüchige Fingernägel, Immunsystem, Thymusdrüse, trockene Haut. Achtung mit Bleiglanz hochgiftig. Himbeerrote Variante:

Himbeerblende, Granatblende und gelbe Honigblende. Einsatz wie sonst. Alte Heilsteine, schon bei Agrica.

Schalenblende: Zinkerz geht bei 1020 Grad über in Wurzit. **Schalenblende** ist Wurzit und Zinkblende: gegen veraltete Strukturen, Intuition, abstraktes Denken.

Form und Bildung: Primär, sekundär, tertiär/kubisch

ZITRIN (Citrin): vermittelt **Wohlbefinden**, Wärme und Lebendigkeit, verarbeiten von Lebenserfahrungen, unterstützt bei der Verwirklichung der Ziele, für inneres Gleichgewicht.

Lit.I. Verwendet wird nur die grau-gelbe Variante, sie ist nicht attraktiv für Schmuck, daher ohne Spannungsrisse. Die gelben klaren haben meist Spannungsrisse, Zeichen der Behandlung, daher ungeeignet. Eine weitere Fälschung ist der gebrannte Amethyst (450 Grad), erkennbar an Farbunterschied und Form. Citrine sind Siliziumdioxyde, haben daher deren hexagonale (sechsseitige) Kristallform wie z.B. der Bergkristall. Psyche: vermittelt Wohlbefinden, Wärme und Lebendigkeit, für Lebensmut und Lebensfreude, hilft beim Verarbeiten von Lebenserfahrung, gegen Melancholie und Depressionen, für inneres Gleichgewicht und für Verwirklichung der Ziele. Und der Graubereich: zum Loslassen. Körperlich: **Entgiftungsstein**, bei Verdauungsproblemen, fördert die Ausscheidung von Giftstoffen im Sinne von Medikamenten, daher Wasseranwendung durch **Ausleiten**, Verwertung von Nahrungsmittel, zu Fett, zu viel gegessen, stärkt die Blasenmuskulatur, daher gegen Bettnässen und Inkontinenz.

Lit.II: primär /hexagonal. Für schnelle Entschlüsse, Stärkung des Immunsystems, in Kombination mit der Chemotherapie ist er einer der wenigen, die sich für eine gleichzeitige Wasseranwendung empfehlen.

Steinfarben und Wirkungen

SCWARZ - WEISSE STEINE: symbolisieren Gleichgewicht, Polarität, Entschlusslosigkeit

SCHWARZ, GRAU, ERDFARBEN: loslassen von gemachten Leiden, zum Erden,
öffnen die Energiekanäle nach unten, beruhigen die Emotionen und den physischen Körper

FARBLOSE, WEISSE STEINE: enthalten alle Spektren, wirken harmonisierend und belebend, aktiv, steigern die Energie

VIOLETTE STEINE: kräftigste Heilfarbe, leiten ab und füllen auf, Erhöhen die Spiritualität, Heilwirkung auf die spirituelle, mentale und physische Ebene, regen an zur Erleuchtung, reduzieren die Dominanz des Egos, beruhigen emotionell und körperlich
DUNKELBLAUE STEINE: Katalysator zur Meditation, beruhigen den Geist, bei Störungen des Denkvermögens, geistige Störung, sensitiv für kosmische Kraft logisches Denken

HELLBLAUE STEINE: steigern die verbalen Fähigkeiten, spannungslösend, Störung im psychosomatischen Bereich, Verbindung von Liebe mit Weisheit, seelischer Druck

GRÜNE STEINE: Herzchakra, leiten im Allgemeinen ab, Verbindung zwischen physischer und psychischer Ebene, Ausgleich zwischen Yin und Yang, schaffen Gleichgewicht

ROSAROTE STEINE: Liebe, Umarmung, unterdrückte Gefühle, Platzmachen für Emotionen, Seele nach außen dringen lassen, vom Herzen leiten lassen, befreien die Seele, Schwierigkeiten mit der Umwelt

GELBE STEINE: stärken und beruhigen den physischen Körper

GOLDFARBIGE STEINE: Verlangen nach Ruhe und Harmonie, göttliches Kraftpotential, Schlüssel zur Seele, Verbindung zwischen Solarplexus und Stirn

ORANGE STEINE: sanfte Energiesteigerung, beleben unterdrückte Gefühlswelt

ROTE STEINE: Aktivität, physische Kraft, rasche Veränderung der physischen Energie und Aktivität, symtomatisch gegen Disharmonien

Anwendungsbeispiele:

Heilsteine bei Nebenhöhlenentzündung:

In der Steinheilkunde wird der Mookait, aber auch der Saphir bei Entzündung der Nebenhöhlen (Stirnhöhlen) empfohlen.

Anwendung: Täglich das Steinewasser trinken.

I) Wirkung der Steine laut großem Lexikon der Steinheilkunde (auszugsweise):

„Saphir verbindet den Körper mit dem Geist und der Seele und baut daher vor allem stressbedingte und chronische Krankheiten ab. Darunter fallen z.B. ständige Entzündungen der Stirn, Nebenhöhlen, Ohren und Augen."
Mookait „heilt auch Vereiterungen der Stirn-, Nasen- und Kieferhöhlen".

Bedeutung der Krankheit:

Hiezu Nebenhöhlenentzündung S 506 im Werk von
Ruediger Dahlke: Krankheit als Symbol:
„Bearbeitung: 2. Einer Person oder Situation die Stirn bieten, in die Konfrontation gehen, die Stirn haben, sich zu stellen und mutig zu kämpfen“.

II Anwendung als Steine-wasser:

Zuerst 10 Min. fließendes Wasser auf Stein, der auf Glas oder Porzellanschale liegt (Entoden),
dann in Glasflasche über Nacht stehen lassen. Wasser nimmt energetische Struktur auf. Trinken.
Achtung: Mindestabstand zu Elektrogeräte ¾ m. Nicht im Raum mit Mikrowelle. Im Umkreis von 15 m sollten auch keine Sattelitenschüsseln sein. Wichtig die Erhaltung der energetischen Struktur bis zur Aufnahme im Körper.

Steintherapie ersetzt keine ärztliche Behandlung. Ist lediglich Ergänzung bei Therapie.

III. Empfohlene Händler und Bücher:

Niemetz, 1090 Wien, Servitengasse 12, Tel. 319 67 04, in Wien gibt es noch mehrere Mineralienhändler (siehe Telefonbuch).
Empfohlenes Buch über Heilsteine: Gienger; und großes Lexikon der Steinheilkunde, ferner: Edition Methusalem, „Das Große Lexikon der Heilseine, Düfte und Kräuter“; Rüdiger Dahlke, „Krankheit als Symbol“.

IV. Warum Lithotherapie (Steinheilkunde) nicht wirken kann:

-Manipulierte Steine

-zu alte Steine

-falsche Farbabstimmung, wenn mehrere im Einsatz

-Mangelnde Qualität

-Zu viele Steine (Verstoß gegen die 3-Steine-Regel)

-Einflüsse von außen: Elektrosmog

-Manche Medikamente: z.B. gehen die meisten nicht gleichzeitig mit Chemotherapie

-depressive Verfassung: Steine wie Lebewesen, wir schulden ihnen Dank für Hilfe.

Siehe auch Beispielsfall Mokait für Nebenhöhlen.

RÜCKFÜHRUNGEN

Unter Rückführungen verstehe ich jene Heilungsarbeiten auf der Seelenebene, die nicht nur seelische Krankheitsursachen und Blockaden seit Beginn dieses Lebens, sondern auch jene aus meinen früheren Leben heilen sollten. Kennen gelernt habe ich die Vorgehensweisen zur energetischen Heilung in Seminaren, die ich bei der Ausbildnerin Elisabeth besucht habe. Zu Beginn unserer Heilungsvorgänge stand das sogenannte „Lichtschicken".

Bei diesen Seminaren lernte ich auch eine Teilnehmerin namens Barbara kennen, mit der ich mich zumeist schriftlich über die Heilungsvorgänge ausgetauscht habe. Auch Elisabeth erhielt meine Aufzeichnungen.

Unter Rückführungen verstehe ich aber nicht jenen Vorgang eines Staates, unerlaubt eingereiste Menschen in ihren Herkunftsstaat zurückzuführen.

Gesendet: Mittwoch, 29. Mai 2013 um 18:08 Uhr,

Von: „Helmut"

An: „Anke" **Cc:** „Franziska"

Betreff: „Fremde Macht" drückte Fuß ins Gaspedal

Liebe Anke,

in Deinem heutigen Mail fragtest Du mich, ob ich dieses Mail mit der Dankbarkeit erhalten habe. Ja, ich habe es erhalten und war so undankbar, weil ich Dir nicht darauf antwortete. Ich sage Dir – ohne mich ausreden zu wollen – dass mir dieses Mail erst heute auf Deine Nachfrage aufgefallen ist. Anlass dazu war offenbar ein Vorkommnis, das mich seit der letzten Woche ziemlich erschüttert hat. Meine Frau hatte am 22.5. ihre erste Chemo. Ich sagte ihr zu, sie zeitig in der Früh (gegen 8 Uhr von ihrer Wohnung in Zentrumsnähe) abzuholen und in das Allgemeine Krankenhaus zu fahren.

Sie war noch nach der Operation schwach. Als ich dort um 8 Uhr 10 eintraf, erwartete ich sie im Auto. Ich öffnete aber schon die hintere rechte Türe, also die, die zum Straßenrand hin öffnete. Ich sah sie schon mit ihrem Rollköfferchen herankommen. Da bemerkte ich, dass ich aber nach 8 Uhr auf dem guatemaltekischen Botschafter-Parkplatz, also in einem Halteverbot wartete. Ich hatte noch den Fuß ganz leicht auf dem Gaspedal mit Vorwärtsgang, als mir – wie von einer fremden Macht – der Fuß auf das Pedal gedrückt wurde, bis ich mit knapper Mühe bei einem Fahrradständer zum Stillstand kam. Als ich nach dem Einlegen des Rückwärtsganges wieder leicht auf Gas steigen wollte, erfasste mich wieder diese „fremde Macht" und drückte wieder den Fuß ins Gaspedal hinein. Es trat dabei eine Art Bewusstseinstrübung ein. Der Wagen schoss zurück. Die offene Wagentür warf einen Stehtisch eines Kaffee-Hauses um, verfing sich an einem Verkehrsschildermast und stieß ein Rollermotorrad nach hinten um. Dabei war ich wieder wie in Trance. Mit letzter Kraft brachte ich das Fahrzeug zum Stillstand und war tief geschockt. Ich dankte meinen Engeln, dass sie dafür sorgten, dass niemand dabei verletzt wurde.

Ich war aber bald im Klaren: das war eine Besetzung. Mit einer Ausbildnerin besprach ich dies am Abend. Sie bestätigte meine Annahme und sah sich die Aura meiner Frau an, von wo diese Besetzung herkam. Sie sah noch eine zweite Person dort. Ich hatte aber zu Mittag schon meine Besetzung mittels meiner Engel in die Dunkelheit geschickt, wohin sie wollte. Und nun ward mir auch klar, wer meiner Frau vor einigen Monaten einen Schaden nach dem anderen zufügte: Es war offenbar die Besetzung, die ich ihr abgenommen hatte und fortschicken konnte. Diese Besetzung ließ sie gegen eine Glastür laufen und ihr einen Zahn einschlagen, ließ ihr das Hörgerät in die Klomuschel fallen, einen Schaden an ihrem Fahrzeug verursachen etc. Sie war damals voll verängstigt und konnte sich nicht erklären, warum ihr das alles passierte. Es war also eine Besetzungsqualität, der es an der Schädigung der Wirtspersonen lag.

Ich hatte Dein wunderschönes Mail am 21.5. am Abend nicht mehr gelesen, weil ich nach der Oper zu müde war. Und tags darauf war der „Teufel" los oder wie immer ich dieses Schattenwesen bezeichnen will. Und erst heute kann ich wieder so richtig durchatmen und konnte mich nach dem Auffinden Deines Dankesmails richtig erholen.

Denn seit heute fahre ich einen ganz neuen Octavia. Vom alten (nach 200.000 km ein Totalschaden) habe ich mich liebevoll verabschiedet und dafür heute bar auf die Hand 3.690 Euro bekommen. Auch von der Kaskoversicherung erwarte ich mir noch etwas mehr als einen Tausender. Und die polizeiliche Unfallaufnahme ist ebenfalls problemlos. Ich befürchtete ja, dass sie mir vielleicht wegen meiner Behinderung Schwierigkeiten machen. Und seit gestern haben wir wieder sonniges Wetter, es ist aber für das Schwimmen im Freien noch zu kalt. Und nun zur Gesundheit meiner Frau: Die Metastase unter dem Hals hatten sie nicht entfernt, um auch äußerlich die Wirkung der Chemo zu sehen.

Die Metastase ist nach der ersten Chemo verschwunden. Ihr Appetit kehrte wieder zurück. Nachdem sie vorher wenig Sinn mehr in ihrem Leben sah – bei zwei Schattenwesen in ihrer Aura kein Wunder – haben wir zwei Lebensaufgaben formuliert. Da ist zunächst der Eileiterkrebs, an der ihre Großmutter und ihre Mutter schon litten. Und meine Frau hatte Angst, dass sie diese auch unserer Tochter weitergeben könnte. Also die erste Lebensaufgabe heißt: Der Tochter zu zeigen, dass man heute auch dieses Thema bewältigen kann und ihr so die Angst davor zu nehmen. Und die zweite Lebensaufgabe besteht darin, dass wir auch dauerhaft unseren Lieben zeigen, dass wir wieder nach Friedensschluss wieder liebevoll miteinander umgehen können. Und das hat gerade unserer Tochter sehr wohl getan.

Und nun zu Deiner Tochter, zur lieben Franziska. Ich hatte ihr zum Geburtstag gratuliert und sie auch gefragt, ob ich einen Teil Ihres Mails, das sie mir geschickt hatte, in mein Buchprojekt aufnehmen darf. Es war eine wunderbare und treffende Schilderung. Ich hoffe, dass sie sich nicht durch mein Mail gekränkt fühlte oder, was –siehe oben – ihr auch mit meinem Mail passierte, dass sie es einfach übersehen hat. Ich schicke ihr daher auch diese Mail im CC, und grüße sie auch auf das herzlichste.
Also alles Liebe meine Lieben und ein ALOHA
Euer
Helmut

Rückführung zur Erschaffung und Rettung der Menschen

Rückführung gemäß dem Atrahasis-Epos:

das verschiedene sumerische Themen kombiniert und ältere mythologische Vorstellungen beinhaltet, entstand ohne direktes sumerisches Vorbild. Die mythologischen Vorstellungen verarbeitete der unbekannte Dichter zu einem in dieser Form neuen Epos, ohne eine Theogonie zu berücksichtigen, die möglicherweise in einer eigenen Überlieferung Berücksichtigung fand.

Die Sintflutgeschichte im Atrahasis-Epos fand Eingang in das Gilgamesch-Epos. Dort wurden Teile des Atrahasis-Epos fast wortwörtlich übernommen, ohne jedoch auf die Vorgeschichte einzugehen.

Tafel 1: Rückführung zur Erschaffung des Menschen

Als die Götter wie die Menschen arbeiten mussten, gab es Streit zwischen den Anunnaki und den Igigu, den niederen Göttern. Während die Igigu das Land bearbeiteten und die Flüsse Euphrat und Tigris schufen, teilten die Anunnaki die Welt unter sich auf. Die Igigu planten daraufhin den Aufstand. Nachts umzingelten sie die Wohnstatt von Enlil.

Enlil war überrascht und rief nach **Anu** und **Enki**.

Nusku versuchte mit den Aufständischen zu verhandeln, hatte jedoch kein Glück. Daraufhin ließ Enlil die Muttergöttin rufen und verlangte, dass sie den Menschen erschaffen solle. **Nintu erklärte, dass sie nur mit der Hilfe von Enki den Menschen erschaffen könne.**

Enki willigt ein und verfügt, dass alle Götter sich reinigen müssten. Am ersten, siebten und fünfzehnten Tag vollführte er ein Reinigungsritual, indem er den Gott **Geštue** schlachtete und die Götter in dessen Blut badeten.

Unter Paukenschlägen schuf er das Wesen Widimmu aus dem Lehm des Abzu (**Abzu** eine Gottheit der Sumerer und damit auch der Akkader, Babylonier und Assyrer.)

Und beschmierte es mit dem Blut des Gottes Geštue. Die Muttergöttin legte ihm den Tragkorb auf und verfügte, dass er von nun an für die Götter arbeiten müsse.

Hier gibt es eine Textlücke, wo beschrieben worden sein muss, wie aus dem Wesen Widimmu ein Mann und eine Frau wurde.

Die Muttergöttin bestimmte, dass Mann und Frau einander finden und ein siebentägiges Liebesfest für Ištar feiern sollen. Nach neun Monaten soll die Frau dann gebären.

1200 Jahre später haben sich die Menschen so sehr vermehrt, dass sie mit ihrem Lärm die Götter stören. Enlil ist empört und beschließt, dass der Unterweltgott Namtar einen Teil der Menschen mit Frostfieber hinwegraffen soll.

Doch **Enki warnte seinen getreuen Priester Atrahasis** und rät ihm, nicht mehr die anderen Götter anzubeten, sondern nur noch Namtar. Namtar war davon so geschmeichelt, dass er aufhörte, die Menschen zu töten.

Tafel 2: Rückführung zur Schaffung einer Sintflut

Nach 1200 Jahren wurden die Menschen lauter und lauter. Wie eine brüllende Stierherde streiften sie umher. Weil Enlil nicht mehr schlafen konnte, schickte er den Wettergott Adad und 1200 Jahre später die Fruchtbarkeitsgöttin Nisaba, um das Land auszudörren und die Ernten vertrocknen zu lassen.

Doch **Enki** verriet seinem Priester **Atrahasis** jedes Mal, was zu tun war. Man opferte nur noch Adad und Nisaba, die anderen Götter ließ man hungern. Adad und Nisaba waren dadurch so beschämt, dass sie ihr Unterfangen einstellten. Enlil erboste gegen Enki und verfügte, dass eine gewaltige Strafe die gesamte Menschheit dahinraffen solle. Zusätzlich ließ Enlil Enki vor den Anunnaki schwören, nicht mehr mit den Menschen zu sprechen. Anschließend versammelte er die Götter, um die **Sintflut zu entfesseln**.

Tafel 3: Rückführung zur Enkis Rettung der Menschheit vor der Sintflut

Enki jedoch ging zu seinem Priester Atrahasis und wartete, bis dieser sich in seiner Schilfhütte zum Schlafen hinlegte. Zur Schilfwand gewandt, erzählte er dieser, was Atrahasis tun solle. »Trenne dich von deinem Haus, baue ein würfelförmiges Schiff, verschmähe dein Hab und Gut, rette dein Leben«. Das Schiff sollte rundum wasserdicht und von oben wie von unten verschlossen sein. Atrahasis solle Fische und Vögel für sieben Nächte mitnehmen und die Sanduhr auf sieben Tage stellen. Atrahasis verließ also sein Hab und Gut und baute mit anderen Menschen ein würfelförmiges Schiff. Seine Nachbarn und Verwandten lud er ein und richtete für alle ein großes Fest aus. Er selbst jedoch konnte nicht essen, weil ihm übel war vor Angst über die Strafe der Götter. Als Adad die Wolken versammelte, ging man in das Schiff und versiegelte es mit Erdpech. Als die Winde in allen Ecken der Welt anfingen zu brüllen, zerschnitt Atrahasis das Tau, und wie ein Topf wirbelte die Arche auf den Wellen der Sintflut. Wie außer sich war Enlil in seiner Wut; die Götter hungerten jedoch, da die Menschen ihnen nichts mehr opferten. Die Götter weinten ob der Zerstörung.

Hier fehlen wieder Zeilen, die sich aber nach dem Gilgamesch-Epos ergänzen lassen. Nachdem die Arche an dem Berg Nisir gestrandet ist, sendet ***Utnapištim (der Name von Atrahasis im Gilgamesch-Epos)*** *nacheinander drei Vögel aus, eine Taube, eine Schwalbe und einen Raben. Der Rabe kehrte nicht zurück, und so wusste Utnapištim, dass das Land wieder begehbar war.*

Atrahasis stieg aus der Arche und opferte allen Göttern. Und da die Götter so lange gehungert hatten, versammelten sie sich wie Fliegen über dem Feuer auf dem Altar.

Enlil war immer noch wütend auf Enki, weil durch seine Hilfe Menschen überleben konnten.
Enki fand jedoch eine Lösung.

Verfügte, dass die Menschen von nun an sterblich sein und schon von Geburt an Leid und Tod kennen sollten, dass es unfruchtbare und unberührbare Frauen geben solle und somit die Vermehrung der Menschen reguliert werde.

Damit konnte sich Enlil begnügen und Frieden mit Enki schließen.

Rückführung zum Thema Lichtschicken von mir und Barbara:

Gesendet: Samstag, 19. Mai 2007 00:47

Von: „Barbara“

An: „Helmut Kapl“

Betreff: „Blume des Lebens“

Lieber Helmut,

ich schicke Dir im Anhang, wie am Praxistag besprochen, die Blume des Lebens in Gold. Ich habe sie mir auf einem Farbdrucker ausgedruckt, Sie wirkt in der Farbe, finde ich, ganz besonders stark. Ich wünsche Dir ein schönes Wochenende – bis zum nächsten Seminar. Alles Liebe,

Gesendet: Samstag, 19. Mai 2007 12:00

Von: „Helmut Kapl“

An: „Barbara“,

Betreff: „Blume des Lebens“

Liebe Barbara,
Zunächst herzlichen Dank. Die Blume des Lebens ist wunderbar. Du bist ein großer Schatz. Ich wünsche Dir ebenfalls ein schönes Wochenende. Und ich freue mich schon auf ein Wiedersehen mit Dir.
Alles Liebe, Helmut

Rückführung zur Blockade beim Lichtschicken

Liebe Barbara, schreibt Helmut weiters an seine Kollegin Barbara am 20.5.07:

Als ich mich für die Blume des Lebens bedankte, war ich von der Schönheit dieses Gebildes so beeindruckt, dass ich darauf vergaß, mich bei Dir für den Seminarerfolg bei mir zu bedanken.

Da war zuerst die Blockade beim Lichtschicken durch den linken, schmerzenden Arm und das fehlende linke Bein. Tatsächlich versuche ich, dies nun selber bei den Meditationen zu wiederholen. Und ich glaube, dabei therapeutische Fortschritte zu machen.

Das zweite waren Deine Berichte über die Chakren und das Bild des abgehauenen Beins und Arms und dem quasi bis zum Herzen angefressenen Körpers der linken Körperseite, die die eigene Persönlichkeit repräsentiert. Da war die Frage: Was gab es in meinem bisherigen Leben, das einer Verstümmelung des Körpers gleichkommt.

Über dieses Bild bin ich zu sehr verdrängten Situationen bis zum Kleinkind vorgedrungen. Situationen, die mir stets panische Angst erzeugten und daher verdrängt wurden. Ich muss diese Situationen in der violetten Flamme auflösen. Ich hoffe, Du bist nicht ungehalten, dass ich Dir das so schreibe. Aber ich glaube es kann Dir auch helfen bei Deinen Fortschritten in der Ausbildung.

Rückführung zum Dank für den Praxiserfolg:

Lieber Helmut,

ungehalten? Auf keinen Fall! Ich freue mich aus ganzem Herzen, wenn ich etwas bewirken konnte! Es ist schön, dass Du eine Veränderung merkst, wenn Du Licht durch den linken Arm und das linke Bein schickst. Das freut mich sehr!

Mir hilft Deine Rückmeldung tatsächlich sehr, weil ich ja noch immer diese Unsicherheit habe. Ich sehe irgendwelche Bilder und ein Teil von mir sagt „So ein Unsinn. Du hast eine blühende Fantasie." und der andere Teil sagt „Super! Das ist alles gut so! Das stimmt, was Du wahrnimmst!". Glücklicherweise stärkt Elisabeth die zweite Stimme sehr. Aber dennoch, das ewige Zweifeln ist schon sehr hinderlich. Vielen, vielen Dank! Und es freut mich wirklich sehr!

Habe heute Nachmittag an Dich gedacht, weil ich gerade dabei bin, meine Praxis einzurichten und dabei die Steine, die ich von Christian Galko beim Litho-Seminar gekauft, gereinigt und in einer Vitrine angeordnet habe. Da fiel mir wieder ein, dass wir die Litho-Seminare gemeinsam gemacht haben.

Wünsche Dir einen schönen Abend.

Alles Liebe, Barbara

Rückführungen und der ägyptische Fall

Donnerstag, 24. Mai 2007 erläutert Helmut Barbara **seinen ägyptischen Fall:**

Liebe Barbara,

Ich glaube, dass es Dich interessiert, wie bei mir die von Dir entdeckte Seite durch eine Rüfü (Rückführung) gestern weiter gegangen ist. Ich erzählte Elisabeth im Rahmen der Spiegelung Deine Entdeckung. Dann Gespräch über das Schwimmen. Ich schwimme sehr gerne. Tags zuvor meine Lieblingslänge. Nämlich einen Altauseer-See (2,5 km).

Frage, ob unangenehm, wenn ich im Meer schwimme. Ja, beim Nacktschwimmen. Angst vor einem gewissen Biss durch einen zahnbewehrten Fisch. Angst vor Haien. Ja schon.

Dann die Rückführung und Besprechung:

zuerst sofort in das alte Ägypten zurückversetzt.

Zwei Kinder kamen auf sie zu. Wir haben ein Bein für Dich. Sie: da fehlt aber noch ein Arm. Den haben wir nicht. Sie führen sie zu einem Mann. Der hat einen Haufen von Armen. Holt meinen hervor. Da fehlt aber noch etwas. Auch die Stücke von der Brustseite werden gebracht. Dann Anheilung.

Was sieht sie weiter:

Fahrt auf dem Nil mit einer Barke.

Ich stehe darauf vor einer Frau. Sie befiehlt mir, einen Knochen zu essen. Ich weigere mich. Sie droht, mich über die Barke kippen zu lassen. Ich schweige. Statt ihr die Konsequenzen vor Augen zu führen. Also eine gewisse Umsetzungsschwäche. Ich selbst bin Berater. Sie offenbar eine höher gestellte Person.

Sie lässt mich kippen. Es sind keine Haie, die mich erwarten, sondern einfach Krokodile.

Elisabeth: das aufgerissene Maul, das sie sah, konnte nicht von einem Hai sein. Ich war so überrascht, dass die Seele über dem Nil hängen blieb.

Heilung durch Rückführung

Und nun die Zusammenführung mit der Seele. „Stell Dir einen noch jungen Mann vor! Sieh ihm in die Augen! Reiche ihm die Hand! Umarme ihn! Drücke ihn an die Brust! Lege die Arme auf die Brust! Ihr seid nun wieder im Herzen vereint.“ Ich habe das Gefühl, dass sich mein energetischer Körper ausdehnt, insbesondere im Bein und im Arm, aber auch im Herz-Chakra.

Es war damals eine beliebte Form, Leute so zu entsorgen, erwähnt Elisabeth. Diener gingen daher nicht gerne auf eine Barke mit ihren Herren bzw. Herrinnen. Meine weibliche Person hat dies offenbar öfter gemacht. Mit mir gibt es eine karmische Verbindung. In diesem Leben ist sie daher in dienender Rolle mir gegenüber. Die karmische Verbindung kann mit diesem Leben aufgelöst werden. Und es steht mir eine Wiedergeburt in ganzheitlicher Form bevor. Ich selber habe bei der Rückführung immer wieder auftauchendes tiefes dunkles Blau im dritten Auge wahrgenommen. Ich habe aber plötzlich wie in einem Film meine beratenden Aktivitäten bis hinauf zu höchst gestellten Personen in diesem Leben Revue passieren lassen.

Das Umsetzen in verschiedenen Lebenslagen fiel mir aber sehr oft schwer. Mir wurden Verdrängungsmechanismen bewusst, die mich daran hinderten. Ob dies alles auf dieses traumatisierende Erleben zurückzuführen ist? Mir schien es klar zu sein. Es war wie eine klärende Erleichterung. Nochmals Dank für Deine Arbeit. Sie leistete unmittelbar vor der Rückführung hervorragende Vorarbeit.
Liebe Grüße, Helmut

Dazu antwortet Barbara, Mittwoch, 30. Mai 2007 16:44
Lieber Helmut! WOW!!!
Das klingt ja phantastisch. Was Du ein wenig beim „Ausgraben“ mit mir geteilt hast.
tolle Erkenntnisse! Ich freue mich, dass ich mit Dir teilhaben konnte. Ja Angst vor Haien kenne ich! Ich habe allerdings auch in der Alten Donau Angst vor Haien.
Alles Liebe, Barbara

Thema der Aura-Einzelsitzung vom 28.1.08 bei Elisabeth:

Selbstvergebung, göttlicher Wille statt Selbstbestimmung

Themen: Konsequenz der **Seelenvereinigung und Atlantisskepsis**

Da liegt ein Schwur vor. Sah die Menschheit untergehen, werde sie niemals wieder untergehen lassen. Damals: Ich weiß, was gut für die Welt ist, wie gut meine Meinung für den Planeten ist. Darin ist eine Überheblichkeit zu erblicken. Dadurch kam es zu einem Vertrauensbruch mit der göttlichen Führung. Die Gruppe hätte es meiner Meinung anders machen und so den Untergang verhindern können. Für mich aber gab es nichts zu tun, da der Untergang nach dem göttlichen Plan ja gewollt war. **Im Höhepunkt von Atlantis war ja schon der Untergang** impliziert, wie bei allen Hochkulturen. Es ist sehr dramatisch, wenn dann die ganze Welt oder ein Kontinent untergeht. Ich wusste mir keinen Ausweg, wie es weitergehen soll. Ich war verzweifelt.

Ich muss mir daher selbst vergeben, anstelle meiner Selbstbestimmung den göttlichen Willen setzen, die Aufgabe erledigen, die Menschen und Erlebnisse betrifft, die mich in ähnliche Weltuntergangssituationen gefühlsmäßig versetzten, die weiße Bruderschaft in Demut zur Karmaauflösung rufen und mir schließlich den positiven Befehl fürs weitere Leben geben.

Die Aufgabe der Erstellung der Liste:

Ich rufe mir jene Personen und Erlebnisse in Erinnerung, wo ich heute noch nicht verstehen kann, was mich so blockierte und warum sie mich so verletzten, sodass ich diese Erlebnisse nicht aus dem Kopf bringe.

Unbewusst werde ich an meinen Schwur erinnert, ich werde die Menschheit niemals wieder untergehen lassen. Ich bilde daher um sie herum einen Kreis mit der Überschrift:
Die Menschheit. ¬

Das Ritual der Umformulierung des Untergangsschwurs und göttliche Quelle:
Wenn es zu meinem Besten und es Gottes Wille (Gottesgnadentum)

ist, vertraue ich auf die göttliche Führung, sogar wenn die Welt untergeht.

So ersetze ich die überhebliche Selbstbestimmtheit durch die göttliche Führung.

Es geht um Demut und um das Selbstverzeihen. Durch meine Liebe und mein Gottvertrauen lasse ich in Demut die weiße Bruderschaft durch mich Wirken. Dies ist die Motivation, mit dieser Botschaft der Liebe und des Vertrauens, mit diesem Mut (Mut zum Dienen) hinauszugehen.

Die göttliche Quelle übernimmt mir die gemachte Liste. Es ist nicht mehr mein Wille, sondern Dein göttlicher Wille geschehe. Ich lasse es zu und ersetze so die mich in die Verzweiflung treibende Selbstbestimmung.

Befehl fürs weitere Leben:

Ich befehle mir, hiermit alle Selbstbestimmung auf allen Ebenen meines Bewusstseins aller Leben, aller Inkarnationen aufzugeben und ersetze sie durch die göttliche Liebe. Und ich nehme alle meine spirituellen Gaben hiermit wieder vollkommen an.

Vorgehensweise zum Ritual:

Je bestimmter umso besser. Ich kann mir befehlen, was ich tun kann. Ich spreche es in Liebe aus zu mir. Ich wiederhole es an drei Abenden/Nächten hintereinander bei zunehmendem Mond. Vor Beginn zünde ich eine weiße Kerze an und lösche sie nach Beendigung. Keine Diskussion mit anderen, nur für mich, kein Hinterfragen, sondern sogleich einschlafen.

Wenn es hinreichend in der Aura manifestiert ist, kann sich die Selbstbestimmung auflösen. Das „ich mag mich bedingungslos" wird durch die Formel:" Ich liebe mich bedingungslos" ersetzt.

Rückführung zu weiteren Übungstagen:

Teilnahme am 20.04.07, Steinergasse, 17-20 Uhr 30, bei Elisabeth waren Ulrike, Marianne, Grete (perle); Nadia (Hoffnung).

Thema: Energetische Kommunikation statt Aura-kommunikation

Übung: Weißer Strahl, dann golden, durch Körper hindurch bis zur Mutter Erde. In Körper zurück. Verbindung des Göttlichen mit der Erdenergie im Herzen. Tief ins Becken atmen, dann ins Herz, dann goldenen Herzstrahl senden.

Fragen stellen (wenn Farben etc. auftauchen, still, für sich, warum Ohrensausen etc?)

Vor dem Hinlegen wird Proband gefragt, **was ist sein Problem?**

Als 1.die Nadia:
Sobald als möglich Hellsichtig werden. Das Ergebnis: Keine Erlaubnis, muss ihr karmisches Problem zuerst aufarbeiten. Es gab 2 Hinrichtungen im Mittelalter.
Als 2. die Grete:
2. Chakra anschauen zum 3. hinuntergerutscht. Noch kaum offen.
Als 3. die Ulrike:
3. Chakra mit Leber: Leber mit Sehen verbunden. Da gibt es viel Druck.
Als 4. die Marianne:
Tinitus mit Halschakra ansehen. Vor Mittelalter als Mann vertrie-

ben, keinen Kontakt mit dem überirdischen Heilen mehr, großer Hader, warum das so ist?
Offenwerden für Nachrichten. Eigener Kraftplatz in Atlantis.

Zusammenfassung von Elisabeth:
In **Atlantis war energetische Kommunikation** die primäre. Kontaktaufnahme, darf ich weiter gehen oder halt. Mit der Zeit wollte man das nicht mehr wahrnehmen. Man tat was anderes, als man tun sollte. Schließlich wollte man nicht mehr hinhören.

Die Aura-kommunikation ging verloren. Fähigkeiten aber vorhanden. Durch Übung erlernen wir es. Aber inzwischen sind viele Vorfälle aufgetreten, die aufgearbeitet werden müssen. Schutz lässt das Hinsehen erst zu, wenn ich es auch verkraften kann.

Mein Thema: Allergie, Pollen, Leber

Angst vor männlicher Aggression. Abhilfe durch Familienaufstellung.

Was sahen sie?
Ulrike: Grau-schwarzer Tunnel, dunkel. Reißt einen hinein, weit zurück, frühere Leben. Frage: was bedeutet das? Machtmissbräuche vorgefallen, männliche Ahnenreihe. Benötigte Farben: Hellblau, Gold.
Marianne: Beim Anklopfen: zuerst deutlich ja, ja; dann aber: darf ich wirklich, weiß nicht recht, ob ich es mir ansehen will. Schnee, Bergkette kam auf, konnte aber nicht weiter schauen. Dann am Boden als Kleinkind sitzend. Wollte weinen, durfte aber nicht, Augen gerieben. Benötigte Farben: dunkelblau.
Nadia: Alles dreht sich ums Herz- und Sakral Chakra: Verarmter Ahn am Feld, mit dem er die Familie ernährt. Starke Allergie überfallt ihn, kann nicht mehr arbeiten, kann Familie nicht mehr ernähren. Schlimm, dass Allergie so stark ist. Macht sich große Selbst-

vorwürfe. Ist aber lächerlich, so zu reagieren. Rosa-violett wie Lavendel. Zur Frage, was tun? Geh in Energetische Behandlung!
Grete: Kein Widerstand, sehe Platten, dann Dong! Ein Ton. Silbernes Dreieck, zu hell, dann dunkler. Elisabeth dazu: Vielleicht Musik machen!

Elisabeths **Zusammenfassung**: Ahnenthema, Angst vor männlicher Aggression. Abhilfe durch Familienaufstellung. Ahnen, eventuell auch Sohn. Wird durch die eigene Heilung auch von seiner Allergie erlöst. Sie kennt eine schamanische Frau, die diese Familienaufstellung macht.

Rückführung zum Channelabend mit Michelangelo und zum Täterkarma

Es kam Michelangelo. Seine Botschaft am 7.9.10 ist das Malen, vor allem im seelischen Sinne. Die große Welle und die Freiheit, sie sollen alles ins Fließen bringen. Im ausgehenden Mittelalter besaß er unglaubliches Wissen über die Farbenlehre und Weisheit. Die kreativen Impulse sollen wie Wellen über uns schwappen.

Seine Botschaft für alle:
Grüße an alle. Er ist Täter im Sinne von in die Tat umsetzen. Nicht in Nachdenken verweilen. Er hat nie seine persönliche Freiheit beim Malen etc. aufgegeben. Er ließ sich nur von seiner Seele leiten, die keine Vorlage braucht. Also was aus der Seele entspringt, das sollen wir auch umsetzen, ohne auf die anderen zu hören. Im Tun sollen wir uns mit der göttlichen Seele verbindenDie Schöpfungen so hinnehmen und nicht bewerten. Denn in der 5. Dimension ist alles gleich gültig oder gleich gütig.

Dann kamen lateinische Diktate, die Elisabeth nicht wiedergeben konnte. Die Kirchengeschichte hätte ihn fast gebrochen. Er hat

Kuthumi um den Strahl gebeten, den er jetzt um uns herum sieht. Es ist Eure Aufgabe, damit auch andere Wesenheiten zu inspirieren, damit sie auch in die Erfüllung kommen. Es geht darum, dass Du dich für Deine Tat durch meine Tat inspirieren lässt, durch jene Tat, durch die ich zum Weltenlehrer der Kunst wurde. Es geht nicht um öffentliche Normen, sondern um die Anleitung durch die Seele.

Allen Anwesenden ist die Entsprechung zum Wasserelement gemeinsam, die Liebe zum Wasser, den Wellen und allem Leben im Wasser, den Fischen, Delfinen, Walen und allen anderen Wassertieren. Wir sind hier, um uns zu erinnern, welche Seelen wir sind. Deshalb inspiriere ich Euch. Schickt den Strahl des Herzens ins 2. Chakra, damit ihr Eure Kreativität wieder aufleben lassen könnt. Sie liegt dort wie in einem Sarg. Öffnet diesen wieder. Ihr habt nichts, wovor Ihr Euch fürchten müsst. Denn Ihr werdet unendlich geliebt. Erweckt Eure toten Stellen in Euch. Das Leben besteht wie bei der Welle auch in einem beständigen Auf und Ab. Einmal sind ruhige Bereiche dann wieder wie von Sturm aufgepeitschte Wellen. In allem bist auch Du wie der Sturm, auch wenn er zerstört. Auch die Zerstörung hat seinen Sinn. Es ist, wie neu geboren zu werden. Habe keine Angst. Du wirst Dich befreien von den Lügen und Unwahrheiten, mit denen Du groß geworden bist. Beachte nie Dein Ego. Höre darauf, was Deine Seele sagt. Sie sagt, sie haben Dich belogen. Höre nicht auf die Menschen, sondern auf die Wahrheit, die vor Tausenden von Jahren begraben wurde und der Grund für die Taten der Vergangenheit war. Dies alles wird beendet. Die Welle darf in Dir alles reinigen, was in Dir verinnerlicht wurde. Denn das ist Lüge. Du hingegen strebst das Leben in Liebe an, in Liebe zu Dir und in Gott. Es sind die Fluten von unendlicher Liebe, die Euch jetzt gegeben werden.

Das Buch der Weisheit ist geöffnet. Es sind die Zeilen der Weisheit für Brigitte:

Das Wesentliche: Sei so wie Du bist, in Frieden mit Dir. Das 2.

Chakra mit den Nieren wurde von dem hinteren Teil des Chakras getrennt und wird jetzt wieder in eine Einheit geführt. Die Aktivierung der 12 DNS beginnt im Tempo Deiner Seele.

Das Verzeihen rituell in Dunkelviolett ist wichtig für Mutter, Vater, damit Du Dein volles Potential eröffnen kannst. Große Zahl von Helfer ist um Dich herum, aber focussiere Dich. (Kuthumi).

Das Wesentliche: von Jesus Sananda. Er bewundert Deinen Mut ins Unbekannte, steht hinter Dir. Gibt Dir Kraft und Mut, die vielen Verluste und Schmerzen zu überwinden.

Die Botschaft: Du bist eine hohe Seele, freut sich, dass Du mich wieder gefunden hast, darfst die Liebe genießen. Gib mir Deinen Schmerz. Öffne dazu jeden Tag in der Früh das Herz und gib mir den Schmerz. So gehst Du befreit in den Tag. Ich schicke den großen Herzstrahl in Dein Herz. Du spürst, wie Du geliebt bist. Spürst den Herzstrahl für Dein Inneres Kind, das die Liebe als Nahrung, als göttliche Nahrung an sich erfahren kann.

Er verbeugt sich vor Deiner großen Seele und bleibt so lange bei Dir, wie es wichtig für Dich ist, wie auch für Dein Lachen. Beim Herzinfarkt war er bei Dir. Er schickt Dir eine Herzheilungsmethode:

Du legst beide Hände auf Dein Herzchakra. In der Früh und am Abend. Das Christus-Licht fließt über den Kopf und die Hände in Dein Herz hinein. Es wird wie durch pures Gold aufgefüllt. Das mache 3-5 Monate jeden Tag. Bist Du traurig oder müde, dann mach es öfter. Gold ist die höchste Heilfarbe.

Rückführung an Helmut:

Die Karmameister oder der Intergalaktische Rat (IGR) haben als hohe Botschaft: Dein Karma ist fast beendet. Du sollst noch 2-4 Mal in die Tiefe sehen. Wir sprechen nicht von „Täter", sondern von „Ursachen".

Sie liegen in den Frauen verachtenden Epochen der Erde. Das ist Planetenkarma. Diese negative Anti-Weibliche-Energie kam wie eine Dunkelheit auf die Erde. Nur 2 cm Licht und sonst alles im Dunkeln. Es war die Dualität von Hass und Liebe, besonders der Hass auf die Frauen.

Bei den Menschen, die dieses Karma haben, ist noch zu sehen, was ist. Der IGR ist mitverantwortlich. Er hat dies zugelassen im Sinne des freien Willens. Nach dem Aufstieg in die 5. Dimension ist die Dualität mit Gut und Böse aber überwunden.

Du stehst kurz davor, alles Karma zu beenden, aus allen Zeiten etc. Als Geschenk schickt Dir der IGR eine besondere Energie auf Lebenszeit und auf alle Deine Inkarnationen. Er gibt Dir die Energie einer silbernen Kugel ins Herz. Du darfst diese Energie auch weitergeben, aber nur an Menschen, die befähigt sind, die Folgen zu tragen und aufhören zu werten. Die große Verantwortung in dieser Kugel muss im Einklang mit dem Herzen stehen.

Deine Heilkraft wird dadurch weiterwachsen, jedes Mal. Du warst Botschafter in vielen Dimensionen und wirst auch wieder Licht in die Welt tragen, für alle Suchenden. Lange bestehen die Schleier des Vergessens nicht mehr. Wer sich aber diese Qual behalten will, für den ist der Aufstieg nicht möglich.

Der IGR, er ist auch der karmische Rat, bittet darum, öfter mit uns sprechen zu können. Er ist die Versammlung aller Meister aller Zeiten und aller Universen und ist die Summe alles Wissens. Er ist alles, was ihr Euch vorstellen könnt und auch was ihr Euch nicht vorstellen könnt.

Du wirst Dich noch zweimal mit dem Täterkarma beschäftigen.

Da ist noch ein voratlantisches Thema: Du hattest eine Position zwischen Lemurien und Atlantis und merktest, wenn der Schatten kommt, hast aber begonnen zu polarisieren. Du kamst auch in eine Nahbeziehung zu den Marsianern und Du musst ihnen gegenüber ins Verzeihen kommen. Denn sie waren geschickt und Du kamst von Lemurien.

In der Zeit dazwischen (bis jetzt) gab es ein weiteres Täterkarma mit Frauen, es war ein Machtmissbrauch im Namen des Herrn, des Erlösers.

Und nun noch eine Botschaft des IGR an alle:
Stellt überall in Liebe wieder die Ordnung her, in Eurer Wohnung, in der Familie, in der Gesellschaft, in der Welt. Das ist Eure Aufgabe. Denn in der Welt stehen der den Frieden schaffenden Ordnung das Chaos mit Unfrieden, Hass und Krieg gegenüber. Wo Ordnung herrscht, gibt es den Frieden. Beginnt daher, diese Ordnung selbst zu wollen und sie bei Euch im Inneren als erstes herzustellen, dann aber ist es auch wichtig, Euren Körper, Eure Kleidung, Eure Sprache etc. in Ordnung zu bringen.

Diese – von innen her gelebte Ordnung – hat dann die Wirkung auf die anderen, die es dann auch so nachmachen wollen und werden. So entsteht dann die Ordnung als gelebte Weisheit oder die durch Weisheit gelebte Ordnung. Wenn ihr diese Wirkung nach außen zu strahlen beginnt, dann wird auch Weisheit einziehen in die zwischenmenschliche Ordnung, zwischen den Religionen, den Nationen und dergleichen mehr.

Damit wird Chaos und Zerstörung immer mehr friedlich zurückgedrängt. Das ist Euer Ziel. Die Ordnung ist der Heiler im Rückzug aus der Welt des Chaos.

Unser Tipp an Euch: Meidet auch chaotische Zustände im Außen, bei großen Menschenansammlungen, Staus, aggressive und laute Menschen, die Chaos wollen. So gelangt ihr leichter in die göttliche Ordnung, die dir zumeist in der Stille begegnet. Wenn Du Stille spürst, ist alles erfreulicher. Ordnung in Dir macht Dich lächeln und bringt Dir Zufriedenheit.

Eure Aufgabe ist, andere Menschen dazu zu inspirieren, um alles zu bereinigen. Manches gelingt gleich, manches braucht längere Zeit. Es ist egal, wie lang. Aber sorgt immer wieder für Ordnung, dann schafft ihr die Zufriedenheit für alle Menschen.

Das ist das Angebot des Intergalaktischen Rates. So sei es.

Rückführungen zu „Altägyptischen Bruderschaften" sowie Istanbulreise

Was verstehe ich bzw. die einschlägige Literatur als altägyptische Bruderschaften?

Es waren Mysterienschulen, deren Hauptzweck die Erlangung des ewigen Lebens, der Unsterblichkeit, waren.

Die Meisterschaft erlangten sie über eine Vielzahl von Einweihungen bzw. Initiationen, also über einen sehr ähnlichen Weg wie jener der Freimaurer-Bruderschaft, die ebenfalls über mehrere Stufen die Brüder aus rauen Steinen zu glatten Steinen formen will, die sich dann ohne weiteres in den Tempel der allgemeinen Menschenliebe einfügen, also in einen mit dem ewigen Leben oder der Unsterblichkeit vergleichbaren mystischen Ort. Der Durchgang dorthin erfolgt durch den Tod, den auch die Freimaurer im dritten Grad symbolisch erleben. Denn der Tod, wie er auch kommt, ist das Tor der Dunkelheit in die große Leere, die in das strahlende Licht der höheren Welten des Lebens führt. Wird er gemeistert, so führt er direkt in eine Verbindung mit allem Leben überall – dem ewigen Leben.

Die Arten der Mysterienschulen:

Üblicherweise wurden in Ägypten drei Haupt-Arten von Mysterienschulen genannt. Auf dem Bild seht ihr nicht nur die Symbole der drei Schulen, sondern auch Bedeutung und Zweck des Lebens. Links seht ihr das Symbol für die männliche Schule des „Rechten Auges des Horus" und rechts das Symbol für die weibliche Schule als das „Linke Auge des Horus". Und das mittlere ovale Symbol steht für das Kind als die dritte Schule, nämlich das „Mittlere" oder das „Dritte Auge des Horus“. In den verschiedenen Geschichtsabschnitten existierten noch Unterarten dieser Hauptgruppen.

„Drittes Auges des Horus“:

Diese Schule des Kindes vermittelt schlechthin die Lektionen des Lebens. Und die Ägypter betrachteten die Lebensschule als die wichtigste. Denn aus ägyptischer Sicht ist alles, was im Leben geschieht, eine Lektion, Teil einer Schule, die uns auf höhere Seinsebenen vorbereitet, die in der normalen Welt „Tod“ genannte werden.

Linkes und Rechtes Auge des Horus:

Und noch eine Kurzdarstellung, nämlich zuerst für das „Linke Auge des Horus“, den weiblichen Weg. Er erkundet die menschliche Natur der Emotionen und Gefühle, und zwar positive wie negative, die sexuelle Energie und Gebären, den Tod, bestimmte übersinnliche Energien sowie alles, was der Logik nicht entspricht. Letzteres Thema ist dann Angelegenheit des männlichen Weges, nämlich des „Rechten Auges des Horus“. Dazu bediente man sich der Einweihungswege.

Aktuelle Einweihung:

Derartige Einweihungswege in Ägypten können auch heute noch beschritten werden, so tat dies vor etwa zwanzig Jahren Drunvalo nach altägyptischen Anweisungen. Aus seinen beiden Büchern über die Blume des Lebens habe ich auch einen Teil der Informationen erhalten. Ich zitiere sinngemäß seine Beschreibung der Einweihung: Das Ziel war es, ihn in Ägypten durch eine Initiation zu führen. Man ließ ihn durch ganz Ägypten reisen und Zeremonien durchführen sowie Initiationen in bestimmten Tempeln durchlaufen. Er hatte einen bestimmten Raum unter der Cheops-Pyramide zu betreten, lange Sprüche in der Originalsprache der Atlanter zu sagen und in einem Bewusstseinszustand einzutreten, in der sein Körper nichts als Licht war.

Die Merkaba und Marinexperimente:

Dieser Zustand kann auch über die Merkaba, wie das Bild von Leonardo zeigt, erreicht werden. In der 18. Dynastie verstand man unter Mer eine Art von Licht und unter Ka und Ba Geist oder Seele und Körper. Und des Themas Merkaba hat sich auch die US-Marine 1943 im Philadelphia-Experiment unter ursprünglicher Führung von Nikola Tesla angenommen. Das Ziel des Versuches war das Unsichtbar-machen von Schiffen, angeregt durch die bekannten Phänomene im Bermuda-Dreieck, bei denen Schiffe verschwinden und auf eine außer Rand und Band geratene synthetische Merkaba zurückzuführen sind. Das wäre aber Gegenstand eines eigenen Baustückes.

Übernahme von Vorläuferkulturen:

Ay und Tiya Erfinder des Tantra und die Naacal-Mysterienschule

Wir sehen in der Verwendung der Originalsprache der Atlanter in ihren Sprüchen, dass offenbar ihre Mysterien auf noch ältere Kulturen zurückzugehen scheinen, und zwar sogar noch vor Atlantis, nämlich auf Lemurien: Etwa 1000 Jahre bevor der Wasserkontinent im Pazifik unterging, gab es dort zwei Menschen, nämlich Ay und Tiya, die auch wieder in der ägyptischen Mythologie auftauchen, die nach Echnaton und Tut für 30 Jahre in Ägypten die Herrschaft übernehmen. In Lemurien entdeckten sie das Tantra zur Erlangung der Unsterblichkeit. Liebt und atmet man auf eine bestimmte Weise bei der Zeugung von Nachwuchs können dadurch das Baby und die Eltern Unsterblichkeit erreichen. In der von ihnen gegründeten Naacal-Mysterienschule vermittelten sie diese Tantra-Erkenntnisse, um auch anderen den Wiederauftstieg oder Aufstieg in höhere Dimensionen zu vermitteln. 333 erreichten auch vor dem Untergang diese Unsterblichkeit. Tantra ist ein hinduistisches Wort für Yoga oder die Vereinigung mit Gott durch bestimmte Sexualpraktiken, wobei sie sich dabei letztlich gar nicht berührten. Und die Ägypter entwickelten auf dieser Basis 64 geschlechtliche Modi des Orgasmus, die sie kennen mussten, ehe sie in die Königskammer eintreten durften, um in die nächste Bewusstseinsstufe aufzusteigen.

Naacal-Mysterienschule in Atlantis, Bau der Pyramide und Sphinx:

In Atlantis wurden die Meister aus der Naacal-Mysterienschule je zur Hälfte auf dem einen Teil, den männlichen, und die zweite Hälfte auf den anderen, den weiblichen, angesiedelt, um eine neue Bewusstseinsstufe zu erreichen. Sie verkörperten symbolisch unsere beiden Gehirnhälften. Nach langer Zeit wurde es drei Personen, darunter Thome, Thots Vater, gestattet, beide Teile zu bereisen und so die Funktion des heutigen Mandelkernes, das Corpus Callosum, zu entfalten und vieles andere wurde gestartet, so wurden die Kreise im Baum des Lebens benutzt, um Größe, Lage und Grundriss der Städte festzulegen. Plato beschreibt in Critias unter anderem diese merkwürdige Form der Hauptstadt von Atlantis.

Übersiedlung der Naacalschule nach Ägypten:

Von Thot selber wurde gemäß den Emerald-Tablets in Erwartung des Untergangs von Atlantis vor 13.000 Jahren im Urwald von Ägypten die Pyramide, der Sphinx und andere Bauten errichtet. Unmittelbar vor dem Untergang holten Thot, Ra und Araragat etwa

1.600 aufgestiegene Meister aus der Naacal-Mysterienschule nach Ägypten. Ihre Aufgabe war es, während der Polverschiebung bzw. dem Durchgang der Erde durch die elektromagnetische Null-zone, der mit dem Zusammenbruch der Magnetfelder und dem totalen Gedächtnisverlust verbunden ist, diese Felder aufrecht zu erhalten und wieder zu stabilisieren. Dieses Ereignis tritt bei der Präzession der Tagundnachtgleichen alle etwa 25.920 Jahre ein, wenn die Erde ihre Umlaufbahn um die Sonne wieder einmal vollendet hat. Nach diesem Ereignis verteilten sich diese aufgestiegenen Meister von hier aus in alle Weltgegenden. Während Thot damals nach Südamerika weiter wanderte bis zum Titicacasee, kamen andere wie Araragat in den Himalaya. Übrigens haben die Kaukasus-Berge im Westen des Himalayas, wo Noah landete, ähnlich klingende Namen wie Ararat und Aragat.

Thot, der Weisheitssucher:

Thot, der Atlanter, legte sich in Ägypten diesen Namen zu. Denn in Atlantis hieß er gemäß den Smaragdtafeln Arlich Vomalites und trug den Titel Weisheitssucher, denn er wollte wirklich das sein, was Weisheit war. Halten wir da kurz inne:
Sagen nicht auch die Freimaurer bei der Eröffnung der Loge, Weisheit gründe den Bau? Und als Ägypten starb, war es wieder Thot der zur Gründung der nächsten großen Kultur beitrug, und zwar von Griechenland. Wenn unsere Geschichtsschreibung Pythagoras und seiner Schule die Hochblüte der griechischen und unserer Zivilisation zuschreiben, führt uns Pythagoras selbst in seinen Schriften zu Thot: Er habe ihn bei der Hand genommen und ihn unter die große Pyramide geführt und ihm die gesamte Geometrie und die Natur der Wirklichkeit gelehrt. Nachdem durch Pythagoras die Blüte Griechenlands geboren war, trat Thot, in diese Kultur ein und nannte sich Hermes. So steht es in den Smaragdtafeln des Hermes vor 2000

Jahren geschrieben: Arlich Vomalites, Thot und Hermes sind ein und dieselbe Person.

Die ägyptische Tat-Bruderschaft

Thots Sohn Tat blieb mit Ra in Ägypten. Seine Gruppierung wurde unter dem Namen „Tat-Bruderschaft“ bekannt. Selbst heute gibt es noch eine auf der äußeren Ebene existierende Bruderschaft in Ägypten, die „Tat-Bruderschaft“ heißt – physische Menschen, die die Hüter und Bewahrer der heiligen Tempel sind. Hinter der derzeitigen Tat-Bruderschaft sollen sich angeblich diese Aufgestiegenen Meister verbergen. Sie bewirkten die Stufenevolution in Ägypten mit einer treppenartigen Höherentwicklung ihrer Kultur. Eine Parallelentwicklung gab es in Sumer, wenn auch aus anderen Quellen.

Mysterienschulen von Osiris und Isis:

Die Mysterien von Osiris und auch die seiner Schwester und Ehefrau Isis waren Grundlage nicht nur einer Vielzahl ägyptischer, sondern auch griechischer und römischer Mysterienschulen. hatten aber immer die gleichen, schon vorher beschriebenen Ziele der Unsterblichkeit.

Die Unsterblichkeit hat dabei nichts damit zu tun, ewig im gleichen Körper zu leben. Ewig lebt ohnedies die Seele und insofern sind wir ja unsterblich. Die Unsterblichkeit hat etwas mit dem Gedächtnis zu tun. Ab dem Punkt der Unsterblichkeit ist die inkarnierte Seele dieser Menschen voll bewusst, ihr Gedächtnis bleibt voll intakt, ist also viel mehr, als sich durch Rückführungen teilweise früherer Leben zu erinnern. Sie ermöglicht aber auch den Übergang in andere Dimensionen.

Osiris, erster Unsterblicher in Atlantis und sein Mysterium:

Osiris war der erste aus der Naacal-Mysterienschule von Ay und Tiya, die sich auf der Atlantisinsel Udal befand, der das Ziel der Unsterblichkeit erreichte. Osiris war daher – obwohl als ägyptischer Gott verehrt, kein Ägypter, sondern ein Atlanter.

Bei seinem Mysterium, das ja allgemein bekannt ist, durchlief er drei Bewusstseinsstufen: Bei der ersten war er ganz heil und lief in seinem Körper herum, bei der zweiten war er durch die Tötung und die Zerstückelung seines Körpers von sich abgetrennt und befand sich in der zweiten, in unserer Bewusstseinsstufe und bei der dritten wurden alle Komponenten wieder zusammengebracht und er wieder heil, was ihn auf die dritte Bewusstseinsstufe hob, nämlich die der Unsterblichkeit. Durch die Magie von Thot war der 14. Körperteil, sein Phallus, wieder beschafft. So war der schöpferische Energiefluss wieder hergestellt, Osiris erwachte wieder zum Leben und erlangte darüber hinaus die Unsterblichkeit. Es war daher die sexuelle Energie, durch die er die Unsterblichkeit erreichte, durch das heilige Tantra, das seine Wurzeln, wie ich vorher gezeigt habe, in Lemurien hatte. Hieraus entstand die Religion der Atlanter und später der Ägypter. Denn sie nutzten sein Verständnis, wie er unsterblich geworden war, als Vorbild, an dem sich die Mysten orientieren konnten, um den gleichen Bewusstseinszustand zu erreichen.

Neter als Götter und die Chromosomen als Lerngegenstand:

Mit dem Untergang von Atlantis ging auch ihre Fähigkeit eines vollen holografischen transpersonalen Gedächtnisses wie es heute vielleicht noch einige Aborigines in Australien besitzen, verloren. Daher mussten sie alles schriftlich festhalten, worin ihre Religion bestand. Es war wieder Thot, der die Schrift einführte und diese

Religion in den Forty-Two-Books-of Thoth festhielt. Zwei weitere Bücher sind abgesetzt vorhanden. Zweiundvierzig und zwei ist die Anzahl der Chromosomen bei der ersten Bewusstseinsebene. Sie stellen geometrische Bilder und Muster dar, die die ganze Wirklichkeit, nicht nur die unserer Körper darstellen. Sie werden als Neter beschrieben und sind – wie zum Beispiel Anubis – mythische Menschenwesen mit Tierköpfen. Sie waren Götter und stehen jeweils für ein anderes Chromosom. Sie stehen für den Weg, wie man von der ersten zur dritten Bewusstseinsstufe gelangt. Dabei wurde von den Aufgestiegenen Meistern der genetische Code von Osiris, dessen Aufstiegserfahrungen sich nun in seinen Chromosomen befanden, genutzt, um anderen Menschen zu helfen, ihren Aufstieg zu bewältigen. Der genetische Schlüssel dazu wurde den Initianten durch die Neter eröffnet, die Osiris Chromosomen repräsentierten.

Der Weg zur Mysterienschule von Echnaton:

Menes hatte bei der Vereinigung von Ober- und Unterägypten, wo sich vorher in den Mysterienschulen die Bilder von diesen jeweils 42 und 2 Neter unterschiedlich entwickelten, die Neter von beiden Reichsteilen anerkannt. Ägypten besaß somit 84 und 4 Götter. Aus diesen unterschiedlichen Vorstellungen von Gott im Land wurde eine separatistische und okkulistische Angelegenheit nach der Devise: Mein Gott ist der richtige Gott und eure Götter sind die falschen und sie begriffen bald nicht mehr, dass es nur einen Gott gibt.

Echnatons Mysterienschule des Gesetzes des Einen:

Abhilfe aus dieser gefährlichen Situation, die Religionskriegen ähnlich war, sollte Echnanton mit seiner Ägyptischen Mysterienschule des Gesetzes des Einen bringen. Er hatte dazu nur 17,5 Jahre zur Verfügung. Er brachte Schülerinnen und Schüler von der Mysterienschule „Linkes Auge des Horus“ (der weiblichen Seite),

Absolventen, die mindestens 45 Jahre alt waren – in die Mysterienschule „Rechtes Auge des Horus". Diese rechtsäugigen Informationen waren noch nie zuvor in Ägypten gelehrt worden. Er unterrichtete 12 Jahre und dann hatte er noch fünf Jahre, um herauszufinden, ob er sie dazu bringen konnte, die Unsterblichkeit zu erlangen. Und er schaffte es angeblich, 300 Menschen zu Unsterblichen zu machen, fast alle Frauen. Er war sich offenbar wohl bewusst, dass das Land, die Gesellschaft und die Bräuche wieder wie früher werden. Wichtig war für ihn, dass er und seine aufgestiegenen Meister in die Akaschachronik gelangen und dann zu einer Erinnerung werden, die wir alle in unserer DNA tragen.

Die Bruderschaft der Essener und Jesus, Maria und Josef:

Nach dem Ableben von Echnaton traten seine unsterblichen Ägypter der Tat-Bruderschaft bei. 500 vor Christus wanderten sie nach Masada in Israel aus und schlossen sich zur Essener-Bruderschaft zusammen. Es gab einen inneren Kern von diesen 300 Personen. Ein äußerer Kreis von gewöhnlichen Menschen wurde immer größer. Maria, die Mutter Jesu, war ein Mitglied des inneren Kreises. Schon bevor Jesus unsterblich wurde, war sie unsterblich. Josef stammte aus dem äußeren Kreis. Es war der ägyptische Plan, jemand in diesen Kreis zu bringen, der genau vorführen konnte, wie man unsterblich wird, wenn man als gewöhnlicher Mensch anfängt, um diese Erfahrungen in der Akascha-chronik aufzuzeichnen und zur Realität werden zu lassen. Als Jesus hier ankam, begann er sein Leben auf der Erde als Mensch wie wir alle. Durch seine eigene Arbeit an sich, versetzte er sich durch Wiederauferstehung, nicht durch seinen Aufstieg, in den Zustand der Unsterblichkeit und verzeichnete in der Akasha-chronik das exakte Verfahren, wie dabei vorzugehen sei.

Die beiden Horus-Mysterienschulen und die 48 Chromosomenbilder

Die Horus-Mysterienschule in Edfu hinterließ an der Innenseite der Tempelmauer wunderbare Darstellungen des Osiris- und Isis-Mysteriums, wobei mich besonders das Abschlussbild beeindruckte: dort steht der Mensch zwischen den Symbolen von Gut und Böse, also wie vor dem Baum der Erkenntnis von Gut und Böse. Das Gute symbolisiert der Horusfalke, das Böse, das Nilpferd, nämlich Seth. Die ägyptischen Mosaikleger übertrugen dieses Symbolbild nach Aquilea, der ersten von Kaiser Konstantin um 317 nach Chr. finanzierten, christlichen Kirche im alten Rom. Sie passten nur die beiden Symboltiere dem europäischen Verständnis an. Der Horusfalke wurde zum Hahn als Symbol für Christus, heute noch auf den meisten Kirchtürmen zu finden, und das Nilpferd wurde zur Wasserschildkröte, die damals besser als das Nilpferd auf europäischem Boden bekannt war.

Schule des Rechten Auges

Das rechte Auge des Horus stellt das Symbol für die Mysterienschule von Echnaton, dem Gesetz des Einen dar. Das rechte Auge wird von der linken Gehirnhälfte gesteuert; es ist männliches Wissen. Die männliche Komponente wurde jedoch nur einmal gelehrt. Es existieren dazu keine schriftlichen Aufzeichnungen. Das Wissen wurde rein mündlich überliefert. Es gibt allerdings Hinweise in der Halle der Aufzeichnungen. Dort werden auf einer Wand neben der Blume des Lebens 47 weitere Bilder gezeigt, bei denen es sich um Darstellungen der Chromosomen des Christusbewusstseins handelt, also der Bewusstseinsebene, in die wir uns nun hinein bewegen.

Es ist die linke Gehirnhälfte, die den Fluss des Gesehenen unterbricht, sie steuert die rechte Körperhälfte. Es geht hier nicht um das Sehen, sondern um das Unterbrechen der Sehinformation. Auch

Julian Yaines, Professor an der Berkley-University, führt in seinem Buch „Der Ursprung des Bewusstseins“ die Einführung der Schriftkultur als die Hauptursache für den Zusammenbruch des vorherigen bikameralen Bewusstseins, von der rechten Hirnhälfte gesteuert, und der Herausbildung unseres heutigen linkshirnig gesteuerten Bewusstseins an. Er hebt dabei weniger die Unterbrechung der Sehinformation sondern der Hörinformation hervor. Denn die immer hierarchischer gewordenen, komplexeren Stadtgesellschaften führten zu immer mehr Stimmen aus der rechten Hirnhälfte mit oft widersprüchlichen Inhalten, ein Phänomen, das in die Geschichte der Menschheit als die babylonische Sprachverwirrung einging. Denn in der einfacheren Gesellschaft vorher wurde der verstorbene Anführer nach seinem Tod der lebende Gott verehrt, dessen Stimmen sein Volk noch weiter vernahm.

Schule des Linken Auges:

Analog zum rechten Auge des Horus ist das linke Auge, gesteuert von der rechten Gehirnhälfte, weibliches Wissen, das in den zwölf zentralen ägyptischen Tempeln entlang des Nils gelehrt wurde. Der dreizehnte Tempel war die Große Pyramide selbst. Es erforderte zwölf Jahre der Initiation, wobei jeweils ein Jahr in jedem dieser Tempel verbracht wurde, um alle weiblichen Komponenten des Bewusstseins zu erlernen. Die primären Mentoren dieser Schulen waren die Hathoren, denen der riesige Tempel zu Dendera geweiht ist. Sie stammen von der Venus, gehören der vierten Dimension an und sind daher für uns nicht sichtbar. Es wäre zu den einzelnen Tempeln und deren Mysterien noch viel zu sagen, wie zum Beispiel zum Doppeltempel in Komombo, wo die Mysten zwecks Ablegung jeglicher Furcht durch das Bassin tauchen mussten, in dem es nur so von Krokodilen wimmelte. Aber auch die Beziehung zu den 72 Orden der Großen Weißen Bruderschaft, von denen einer auch der uns sehr bekannte Orden der Rosenkreuzer ist, und die Zahl 72 und

ihre Bedeutung für unsere DNS und die heilige Geometrie.
Sonstige Anmerkungen:

Die 72 Orden der Großen Weißen Bruderschaft:

Den ägyptischen Bruderschaften dürften wohl auch in den inneren Kreisen viele von den 72 Orden, die mit der Großen Weißen Bruderschaft in Verbindung gebracht werden, bekannt gewesen sein, zumal Thoth sehr ausführlich in der Smaragdtafeln über die Weiße und Schwarze Bruderschaft berichtet. Dan Winter zeigt in seinem Buch Heartmath den Daseinszweck der Großen Weißen Bruderschaft mit seinen 72 angeschlossenen Orden auf. Es ist der 72-Grad-Winkel, der in unserer DNA rotiert und dass das DNA-Modell durch die duale Beziehung von Dodekaedern und Ikosaedern zustande kommt. Formen, die übrigens in der Mysterienschule von Pythagoras als so heilig angesehen wurden, dass jeder, der sie öffentlich nur aussprach, des Todes war, durften doch seinerzeit gemeinhin heilige Sachen und Personen meist nicht beim Namen genannt werden, wie einem Bericht von Herodot über die Osirisfeiern zu lesen ist: „In Sais“, so schrieb er, „ befindet sich ein heiliger Bezirk mit einem Grab – den Namen dessen, dem es gehört, will ich in diesem Zusammenhang aus frommer Scheu nicht aussprechen“.
Das DNS-Modell und die heilige Geometrie:

Man kann das DNS-Modell auch als rotierenden Würfel sehen. Dreht man einen Würfel nach einem bestimmten Muster um 72 Grad, entsteht ein Ikosaeder, das wiederum ein Gegenstück des Dodekaeders darstellt. Es existiert also ein reziprokes Muster, das sich die DNA-Strähne hinaufzieht: das Ikosaeder, dann das Dodekaeder, dann wieder das Ikosaeder und so weiter, vor und zurück. Diese Drehung durch den Würfel erzeugt das DNA-Molekül. Man hat festgestellt, dass dies die genaue heilige geometrische Figur hinter der DNA ist. Analog zu diesen 72 Orden wird auch von 72 Ordnungen der Engel, und die Hebräer sprechen von den 72 Namen Gottes.

Der Grund dafür, dass es gerade die 72 ist, hängt mit der Bauweise der Platonischen Festkörper zusammen, die wiederum eine Verbindung zum Christusgitternetz um die Erde hat. Die Große Weiße Bruderschaft wirkt de facto durch die physischen Beziehungen dieser sternförmigen Dodekaeder-Ikosaederform und versucht über das Christusbewusstseins-Gitternetz das Bewusstsein der rechten Hirnhälfte des Planeten ins Spiel zu bringen.

Lebenszyklen der Bruderschaften und die Sinuswelle:

Jeder der angeschlossenen Bruderschaften hat einen Lebenszyklus, der einer Sinuswellenkurve gleicht. Die Rosenkreuzer haben einen Hundert-Jahre-zyklus. Sie kommen für einhundert Jahre zum Vorschein, und dann verschwinden sie für weitere hundert Jahre völlig – sie verschwinden plötzlich buchstäblich vom Erdboden. Auch wenn sie alle zu unterschiedlichen Zyklen da sind, wirken sie alle aus einem Grund zusammen: Dem Planeten das Christusbewusstsein wieder zu geben, diesen verloren gegangenen weiblichen Aspekt des Bewusstseins auf die Beine zu stellen und ein Gleichgewicht zwischen der rechten und linken Seite des Gehirns unseres Planeten herzustellen.

Meine persönliche Stellung zum Thema:

Schon vor meiner Aufnahme in den Bund faszinierte mich das alte Ägypten. Im Bund selber bemerkte ich, dass sich schon vor unserer Zeit große Brüder wie Mozart sogar in der Freimaureroper mit dem alten Mythos beschäftigten und das Ergebnis in hohe Kunst der Musik gegossen haben. In vielen unserer Ritualen greifen wir darauf zurück, Baustücke gibt es dazu wie z.B. über die Smaragdtafeln von Thot bzw. Hermes Trismegistos und sogar eine Loge legte sich den Namen Osiris zu. Unabhängig davon hat unsere Hauptreligion, das Christentum seine Wurzeln in der ägyptischen Kultur.

Rückführung und Beinverlust

Dann kam noch eine persönliche Erfahrung dazu. Meine Rückführungen im Rahmen der Energetiker-Ausbildung, ausgelöst durch den Beinverlust, versetzten mich mehrfach ins alte Ägypten zurück, wo ich in früheren Inkarnationen mehrere Funktionen innehatte, zumeist als Schreiber oder Berater.

Als solcher musste ich auch einmal mit dem Leben bezahlen. Es widerfuhr auch mir – wie anderen unliebsam gewordenen Beratern, – dass sie von ihren Herren oder Herrinnen zu einer Nilfahrt eingeladen wurden und dort unter einem nichtigen Vorwand den Krokodilen vorgeworfen wurden. Berater und Diener schätzten daher damals solche Einladungen sehr wenig.

Durch einen kräftigen Biss war auch das Bein weg. Energetische Anheilungen und Zusammenführung mit abgespaltenen Seelenanteilen trugen zu einer wesentlichen Verbesserung meiner damaligen Situation bei, sodass ich heuer beispielsweise einen Staatsmeistertitel im Behinderten-Schwimmen erzielen konnte.

Rückführung zur Istanbul-Reise mit Enki und Adam

Brunnenheiligtum Basis der Kirche und Patriarchengräber

Der Wien-Istanbul-Flug am Freitag, 25.10.2013 war sehr zeitig und fallweise ruppig. Am Flughafen führt uns Günay zum Bus. Ilhan wird uns 3 Tage lang durch den starken Verkehr zu unseren Zielen bringen. Um 11 Uhr steuern wir das Nymphäum an. Aus einem alten Brunnenheiligtum entwickelte sich eine griechisch-orthodoxe Kirche. Sie wird auch heute noch gerne von Griechen besucht. Sie ist umringt von Gräberfeldern der Griechen und Türken.

Es ist ein Beispiel der Inkulturation des Christentums bis ins 21. Jahrhundert hinein. Grund dafür ist die große religiöse Tolerenz des Islams, insbesondere vom 16. bis zum 18. Jahrhundert.

Der Islam hatte aber auch großen Respekt vor solchen alten Heiligtümern und seiner langen kulturellen Tradition. So konnte diese Kultstätte auch im Islam weiter bestehen. War doch lange Zeit im Osmanenreich die Bevölkerung in der Mehrzahl christlich.

Die unterirdische Quelle sprudelt nicht nur Wasser für Fische, sondern auch eine gute Energie in dem Andachtsraum.

Der Garten wurde zur Grablege der Patriarchen nahe der Kirche umfunktioniert. Der Papst in Rom hatte 1054 mit Bulle den Patriarchen und dieser den Papst exkommuniziert. Auf manchen Sarkophagdeckeln ist die Kampfansage gegen den Papst zu sehen, die zwei überkreuzten Schlüssel.

Dann wurde das letzte Ziel des Tages, die armenische Patriarchatskirche, vorgezogen.

Namen, Mauern und Entwicklung der Stadt

Am Weg dorthin geht es nun zunächst entlang der mittelalterlichen Landmauern. Sehr eindrucksvoll noch heute. Sie wurden aber einige Dutzend Male wegen regelmäßiger Erdbeben repariert. Auch derzeit wird hier wieder ein großes Erdbeben erwartet. Die arabische Platte drückt beständig gegen Nordwesten und Richtung anatolischer Platte. So werden die Meerengen kontinuierlich enger. Und die Plattenverschiebung löst immer wieder Erdbeben aus. Die Prinzeninseln tauchen am Horizont auf. Trotzki verbrachte hier einige Zeit im Exil, sonst die Prinzen des Sultans. Offenbar wurde ihnen nach einer gewissen Zeit der Osmanen-herrschaft nicht mehr die seidene Schnur überreicht. Mit dieser eingestellten Praxis sollten Erbfolgestreitigkeiten von vorneherein gelöst werden.

Der Name Byzanz stammt von griechischen Megara. Sie bezeichneten den Hafen Byzas. Anfänglich hieß sie aber nach Kaiser

Konstantin Konstantinopel. Der Name hielt sich noch lange neben Byzanz auch als Kontantinien.

Unter Konstantin wird die Trennung von Ost- und Westrom endgültig vollzogen. Konstantinopel steigt zur Reichshauptstadt auf. Westrom versinkt in die Bedeutungslosigkeit, wurden doch diese Gebiete immer mehr im Rahmen der Völkerwanderung von den germanischen Stämmen übernommen. Unter ihm wurden das Christentum und Judentum erlaubte Religionen. Zur Staatsreligion stieg das Christentum erst 410 n.Chr. unter Kaiser Theodosius auf.

Der Name Istanbul hat auch griechische Wurzeln. Er bedeutet “in die Stadt hinein”. Die Slawen nannten Istanbul Zarigrad, also Stadt des Zaren. Unter Theodosius wurden auch zur Verteidigung die Landmauern mit der Festung und der Porto aurea errichtet. Dem Marmarameer entlang sollte die schwächere Seemauer Schutz bieten. Dort verwenden sie aber auch das “griechische Feuer”. Im Öl getränkte Stoffballen wurden mit Katapulten auf die Segelschiffe geschleudert, wenn sie zu nahe herankamen. Diese Schiffe waren dann im Nu abgefackelt.

Armenische Patriarchatskirche und Galata-Brücke

So kommen wir schließlich zur Patriarchatskirche der Armenier. Rechts ist der Kirchenbau und links von der Straße der Palast des Patriarchen. Heute ist der armenische Patriarch in Etschmiadin nahe Yerewan zu Hause. Sie ist aber heute noch eine der bedeutendsten Kirchen der armenischen Minderheit in Istanbul. Im Vorgarten erregt unsere Aufmerksamkeit ein Sarkophag mit elliptischem Deckel. Am Weg zum Bus erfrischt uns ein Saft des Granatapfels. Mit dem Preis von 5 türkischen Lira nützt der Händler seine Monopolstellung aus.

Um 12 Uhr 45 brechen wir zum Restaurant in der Galata-Brücke auf. Wir passieren die Seemauer auf einer Straße, die durch Aufschüttung der Küste seit 1960 entstand. Oben erblicken wir die

Sultan Achmed-Moschee, aber auch die kleine Hagia Sophia, nach Sergius und Pachomius benannt. Sie diente für die Architekten der großen Hagia Sophia als Studienobjekt für das Erkennen der Kräfte, die ihre Konstruktion bewirken. Nun erscheint oben auch die Hagia Sophia, an der das Hypodrom angrenzt.

Die Gärten des Bukoleon-Palastes reichen wie die Gärten von den beiden anderen Palästen ebenso bis herunter, um den "Wasserzugang" zum Palast zu ermöglichen.

Als wir die Spitze der Halbinsel erreichen, öffnete sich vor uns die Sicht in den Bosporus und zur linken Hand in das Goldene Horn. Gerade dieses Goldene Horn als geschützter Naturhafen machte diesen Ort für die Seefahrer als sehr begehrt. Fast im Freien sitzend, tafeln wir unter der Galata-Brücke bei Yaka Baliko bis 14 Uhr 45. Von oben hängen die Angelschnüre der Hobby-Fischer über die Brücke herab.

Goldenes Horn, Bulgaren und griechische Patriarchatskirche

Als wir hinein fahren ins Goldene Horn, sind wir bald im ehemaligen Griechenviertel. Nach dem dortigen Leuchtturm heißt die Gegend auch Fener (aus dem Arabischen Fanar). Die Nachfahren des griechischen Stadtadels wurden daher Fenarioten bezeichnet. Im 18. Jahrhundert spielten sie in Moldau und in der Walachei eine Rolle.

Die eiserne Kirche der Bulgaren wurde seinerzeit in Wien gefertigt und vor Ort zusammengeschraubt. Die Habsburger erwarteten sich durch dieses Geschenk einen Einfluss auf dieses Land. Heute muss es allenthalber repariert werden. Teile fielen schon herunter.

Unweit davon steht die gut erhaltene griechisch-orthodoxe Patriarchatskirche. Besondere Bedeutung messen sie der Geißelungssäule bei. Ob sie es wirklich war, ist aber fraglich. Sehr schön sind alte Mosaike, aber auch die Kanzel mit Einlegearbeiten. Ich hätte mich liebend gern in den Patriarchenstuhl gesetzt.

Pantokrator-, Pamakaristos- und Lipskirche sowie Bodrum Camii

Zur Pantokratorkirche müssen wir eine steile Straße hinauf. Sie wird heute als Moschee benützt. Wir hatten daher im Vorgarten mit Kaffeehaus das Ende ihres Freitagsgebetes abzuwarten. Der Blick von oben auf den Schiffsverkehr im Goldenen Horn und auf das Topkapi Serail verkürzt uns die Wartezeit. Nur der hintere Teil der Kirche/Moschee ist in Betrieb. Der Zugang zum vorderen Teil – war eine längere Kirche – ist wegen Restaurierung geschlossen. In Verruf ist sie 1204 beim Überfall der Kreuzritter und Venezianer auf Konstantinopel gekommen. Die Ritter und Venezianer verteilten dort das Raubgut, das auf den Salbungsstein Christi gelagert war. Es war die Salbung nach der Kreuzabnahme. Es wird noch diskutiert, ob die Innenrestaurierung gelungen ist. Für mich war das Erscheinungsbild gefällig.

Das Pamakaristos Kloster war dann ein erfreulicher Höhepunkt, vor allem mit den wunderbaren Mosaiken. Ein ausdrucksstarker Jesus blickt einem als Pantokrator sowohl von der Apsis als auch von der Kuppel herab an. Die Wände der Kirche wurden in ihrem Verlauf stark aufgelöst. Das macht ihren Anblick von außen sehr gefällig.

Die Konstantin Lips Kirche hat zwar vielen Mitgliedern der Paläologen-Dynastie die letzte Ruhestätte angeboten. Sie hielt uns aber auf gehörige Distanz. Rundherum war sie eingerüstet und alle Versuche, doch Zutritt zu erhalten, schlugen fehl. So gab sie uns nur die Außenansicht frei.

Zur heutigen Bodrum Camii, frühere Myrelaion Kirche, führen lange Steinstiegen hinauf. Sie wurde mit moslemischer Malerei versehen. Heute erinnern nur die Architekturelemente an die byzantinische Baukunst. Beim Eingang sitzen zwei junge Männer und begrüßen mich offenbar als Einbeinigen sehr herzlich. Den Abschluss der Besichtigungstour bildete eine Moschee, in der das Freitagsgebet im Gange war.

Gedenkstätten für Eyüp, Mitkämpfer Mohammeds

Samstag, 26.10.2013 erfolgte um 8 Uhr 30 die Abfahrt zum Eyüp-Komplex. Der Überlieferung nach war er ein Mitkämpfer Mohameds und versuchte im 7. Jahrhundert schon Konstantinopel einzunehmen. Er fiel oben am Berg. Unten beim Goldenen Horn errichteten sie für ihr eine staatspolitisch bedeutende Moschee. Im Innenhof der Moschee stehen zwei sehr alte Platanen. Dort fand die Umgürtungszeremonie für jeden neuen Sultan statt. Indem sich der Sultan mit dem Schwert umgürten ließ, übernahm er die Aufgabe, alle Völker dem Islam (= Frieden) zu unterstellen. Ganz in diesem Sinne hat Mohamed sofort an die vier mächtigsten Herrscher der damaligen Zeit – so auch an den Oströmischen Zaren – ein Schreiben geschickt, dass sie sich dem Islam unterwerfen sollen.

Vis-a-vis vom Eingang zur Moschee ist das Grab des Eyüp, aber eingerüstet und nicht zugänglich.

Die Seilbahn bringt uns hinauf zur Stelle, wo Eyüp gefallen sein soll. Kaffee und ein schöner Ausblick, aber auch Souveniere lassen uns das Leben nach so viel religiösem Wahn, der hier wachgehalten wird, wieder genießen.

Hamids Sommerresidenz und Lindenpavillon

Entlang der Seemauer und dem Placherner Viertel kommen wir am Bosporus fast bis zur Brücke. Um zum Kösk, Art Sommerresidenz von Hamid II, zu gelangen, müssen wir die Straße hinauf zum Yildiz Park nehmen. Dieser Sommersitz, den auch Kaiser Wilhelm gerne frequentierte, wurde in drei Bauetappen errichtet. Im letzten und größten Trakt liegt der wahrscheinlich aus einem Stück gefertigte Teppich für den Versammlungssaal. Mehr als 7 Tonnen wiegt er. Und es mussten Zwischenträger wieder herausgenommen werden, um ihn mittels Kräne in den Saal zu bringen.

Der Lindenpavillon, Ihlamur Kasri, liegt unweit vom Kösk. Die Übernahme von barocken und rokokoesken Interieur sind für die Historiker Indizien dafür, dass sich die osmanischen Eliten dem überlegenen Europa hinwenden. Grotesk ist dabei, dass das Barock ja als Architektur nach den Siegen über die Osmanen in Europa entstand.

Schifffahrt am Bosporus, Marmorpalast und Rüstem-Pascha-Moschee

Den Besuch des Gartenpalastes im Aynalikavak verschieben wir auf morgen und besteigen in Eminönü unser exklusives Schiff zur Bosporus-Fahrt.

Bei den beiden alten Festungen (Rumeli und Anadolu Hisari) kehren wir um, wobei wir bei der Hinfahrt die Sehenswürdigkeiten der asiatischen und bei der Rückfahrt jene der europäischen Seite im Visir haben. Ehe wir umkehren, sehen wir uns im Marmorpalast, Kücüksu Kasri, ein wenig um. Maximilian weist uns auf die zwei Glaskugeln hin. Sie hängen von Lustern im Empfangsraum herab. Durch sie soll Diskretion bei den Besprechungen angezeigt werden.

Nach Sonnenuntergang legen wir im Goldenen Horn wieder an und steigen zur Rüstem-Pascha-Moschee hinauf, die nach einem bedeutenden Wesir benannt ist. Außen ist unter dem blauen Fliesen eine Darstellung von Mekka zu sehen. Die Moschee in Mekka zeigt auf der Fliese 6 Minarette an. Als Sultan Achmed auch seiner Moschee 6 Minarette widmete, kam es zum Krach mit Mekka. Er musste Schadenersatz leisten. Nach einem Blick in den Gebetsraum bleibt uns Zeit für Einkäufe im nahen Basar.

Nach dem Fisch-Abendessen im Restaurant Sur Balik an der Seemauer gibt uns Maximilian nach 21 Uhr eine Draufgabe. Wir fahren hinauf zum Hypodrom, sehen aber vorher von außen die Hagia Sophia und die Sultan Ahmet Moschee. Beim Hypodrom betrachen wir die Sockel der beiden Obelisken, die Propaganda für die Zaren enthalten.

Prachtstraße von Beyoglu

Den heutigen Sonntag, den 27.10.2013, beginnen wir um 9 Uhr mit einem kulturellen Verdauungsspaziergang in Galata und vor allem in der Prachtstraße von Beyoglu. Diese liegt etwas höher als unser Hotel und wird über enge Gassen erreicht. Intakte Schienen nützt eine Ausflugsstraßenbahn. Sonst ist sie eher Fußgängerzone. Die ehemalige russische Botschaft ist heute ein Generalkonsulat, da ja alle Botschaften nach Ankara, die heutige Hauptstadt der Türkei, verlegt wurden. Josef macht mich auf den Text der Erbauungsgeschichte aufmerksam. Da steht, dass die Botschaft auf russischer Erde erbaut wurde, die mittels Schiffs hierhergebracht wurde.

In einem prächtigen Garten mit prunkvollem Tor sehen wir eine Eliteschule, die laut Günay sehr streng sein soll. Andere bürgerliche Bauten des Fin de Siècle lassen als frühere Besitzer noch Griechen und Armenier erahnen. Da ein Gebäude den Namen Aznavour trägt, meint Maximilian: "Die trauen sich was!". In einer katholischen Kirche ist eine Messe im Gange. Beim Eingang hängt ein Bild von Papst Benedikt XVI. Nach knapp zwei Stunden sind wir wieder beim Hotel, um per Bus drei weitere Ziele anzusteuern, nämlich das jüdische Museum, die ehemalige Dominikanerkirche, heute Moschee, und die Ottoman-Bank.

Synagoge, Dominikanerkirche und Ottomanbank

In der Synagoge von Istanbul ist das jüdische Museum untergebracht. Vor allem sehen wir sephardische Juden, die 1492 nach ihrer Vertreibung aus Spanien, verursacht vor allem durch die fundamentalistischen Dominikaner, vom Sultan ins osmanische Reich eingeladen wurden. Er siedelte sie entlang der Handelsstraßen an und wusste ihre weltweiten Netzwerke und Sprachentalente zu schätzen.

Neben Toraschränken und kultischen Geräten wird hier jener Männer gedacht, die während der Nazizeit vielen Juden zur Flucht aus den von den Nationalsozialisten beherrschten Gebieten verhalfen.

An einem Campanile erkennen wir das nächste Ziel: jene Moschee, die in der ehemaligen katholischen Kirche der Dominikaner entstand. Max meinte: "Die Ausrichtung nach Mekka stimmt halt nicht ganz." Mein Gedanke in dieser Kirche war: Hatten sie in Spanien die Vertreibung der sephardischen Juden betrieben, wurden sie nun hier auch aus ihrem Gotteshaus vertrieben.

Das dritte Ziel war die Banque Ottoman, die erste Bank im Osmanenreich. Sie entstand als englische Bank erst um 1850 herum. Das zeigt auch hier die damalige Rückständigkeit der Türken auf. In den Tresorräumen sehen wir die Bündel der ersten Banknoten, aber auch frühe Aktien mit ihren Cupons.

Pera-Museum und Arabermoschee

Am Weg zum Bus erfrischt uns wieder der Saft des Granatapfels. Welche Bedeutung dieser Frucht im wahrlich biblischen Sinne in frühen sumerischen Schriften beigemessen wird, das soll den Abschluss dieses Reiseberichtes bilden. Beim Hotel laden wir die Gepäckstücke ein und besuchen danach nebenan das berühmte Pera-Museum. Das Bildermuseum im 2. Stock zeigt, wie in der Zeit des

18. Jahrhunderts das Hofzeremoniell geübt wurde. Darunter ist noch die Darstellung der Keramiken und Gewichte von ansprechender Bedeutung. Da die Zeit schon fortgeschritten ist, verzichten wir auf die Besichtigung der Moschee der Araber und wenden uns sogleich bei Gelik den Genüssen des Fischrestaurants zu.

Die **Arabermoschee** erinnert mich an Levents Geschichte zum Verhältnis Araber und Türken. Levent begleitete uns seinerzeit in die Osttürkei. Er erzählte, was halt so andere Völker über die Türken denken. Nicht immer nur Positives. So auch die Araber: Da haben sie uns zuerst den Kalifen weggenommen und ihn im Sultanspalast auf Topkapi untergebracht. Unter Atatürk haben sie dann das Kalifat überhaupt abgeschafft. Und jetzt tummeln sich dort, wo zuletzt der Kalif als Sultan mit seinen vielen Frauen lebte, die vielen Ungläubigen. Für viele streng gläubigen Araber einfach ein Horror.

Wir erreichen noch locker unseren Flug und so endet danach diese sehr schöne und kompakte Reise, die uns nahegebracht hat, wie hier an der Schnittstelle zwischen Europa und Asien die Völker ihre kulturelle Entfaltung erlebten und wie heute nach der laizistischen Neuordnung der Türkei jetzt wieder das Pendel zurück in die religiöse Abhängigkeit schlägt.

Das zeigt die Zerrissenheit der türkischen Bevölkerung auf. An uns liegt es daher, die fortschrittlichen Kräfte mit ihrem Bemühen, europäische Werte zu verstärken, zu unterstützen. Und nun als Nachtrag die Ausführung zur wahrhaft biblischen Bedeutung des Granatapfels in sumerischen Schriften (entnommen aus dem Internetbuch von Jan van Helsing: „Hände weg von diesem Buch“):

Rückführung zum Granatapfel im Atrahasis-Epos über die Anunnaki

Das bedeutendste Schriftzeugnis aus Mesopotamien ist jedoch das „Atrahasis-Epos“, das in einem gut erhaltenen Zustand ist. Es berichtet von der Zeit vor der Flut und der Entwicklung des Menschen auf der Erde. Das Epos berichtet über die Anunnaki (Jene, die vom Himmel auf die Erde kamen), die vor zirka 450.000 Erdenjahren von diesem Planeten Nibiru, der unsere Sonne alle 3.600 Jahre einmal umkreist, zur Erde kamen, um Gold abzubauen, das sie dringend für ihren Heimatplaneten brauchten. Dies war Millionen Jahre nach der Zerstörung Tiamats. Die Erde muß den Anunnaki – in Anbetracht der substanziellen Beschaffenheit (zum Beispiel das Vorhandensein von lebensspendendem Wasser in der Atmosphäre, feste und grüne Vegetation) und der Ökosphäre (optimale Sonnennähe) – als besonders geeignet erschienen sein. Die Erde wurde von ihnen ausgewählt! Doch halten wir uns kurz vor Augen, wie die Mutter Erde damals beschaffen war: Sie stand inmitten der zweiten großen Eiszeit (vor 430.000-480.000 Jahren). Ein Drittel der damaligen Landmasse muss mit Eis bedeckt gewesen sein. Geregnet hat es sehr wenig. Der Meeresspiegel lag während der großen Eiszeiten (die erste begann vor etwa 600.000 Jahren) nach Schätzungen bis zu zirka 250 m tiefer als heute. Das liegt daran, dass damals auf dem festen Land sehr viel Wasser in Eis-Form gebunden war. Wo sich heute Meer und Küsten befinden, war zur damaligen Zeit trockenes Land. Für die Kolonisation der ersten Anunnaki eigneten sich die großen Flussebenen, wie zum Beispiel die Ebenen von Nil oder Euphrat und Tigris. Die erste Gruppe der Anunnaki bestand dabei aus fünfzig Personen. Sie landeten im Arabischen Meer und machten sich auf in Richtung Mesopotamien, wo am Rande der Sümpfe die erste Siedlung der Erde (Eridu — in der Ferne erbautes Haus) erbaut wurde. Der Name Eridu ist in verwandter Form noch in einigen Sprachen zu finden, so zum Beispiel im Althochdeutschen in dem Wort Erda, auf Deutsch Erde, auf Englisch earth, mittelenglisch erthe, und geht man zeitlich und geographisch zurück, bedeutet Erde im Aramäischen Artba, Ereds, Erd oder Ertz und auf Hebräisch Eretz.

Die sumerischen Königslisten beschreiben die Niederlassungen und Regierungszeiten der ersten zehn Anunnaki-Herrscher vor der großen Flut. Die Zeit wird hier in Shar gemessen (1 Shar = 3.600 Jahre = 1 Umdrehung Nibirus um unsere Sonne). Von der ersten Landung bis zur Sintflut waren laut den Texten 120 Shar vergangen. In dieser Zeit umkreiste der Nibiru die Sonne 120mal – das entspricht 432.000 Erdenjahren. Die sumerische Königsliste ist eine chronologische Aufstellung von Herrschern, Städten und Ereignissen. Der Name des ersten „Gottes" auf der Erde, der das erste „göttliche" Königshaus von „Eridu" und den anderen vier Städten plante, ist leider unleserlich. Andere Texte stimmen aber in diesem Punkt überein und benennen Enki (Herr des Bodens), auf akkadisch EA (Herr der Wassertiefe), als den ersten großen Anführer. Er hatte auch den Beinamen Nudimmud (der Dinge machen kann). Er war Weiser und Kulturbringer, ein ausgezeichneter Naturwissenschaftler, Lehrer und Ingenieur. Enki war der Sohn von Anu (An), dem Herrscher des Nibiru, und der Göttin Nummu. Er bestimmte den ersten Ort am Rande des Sumpflandes und sagte:

„Hier lassen wir uns nieder." Fortan war die Erde Enkis Herrschersitz und Hauptkultstätte. Nachdem die Anunnaki viele Jahre in „Abzu" (tiefe Lagerstätte) unter schwersten Bedingungen Gold abgebaut hatten, wurde ihre Unzufriedenheit immer größer. Es gab einen Aufstand, als Enkis Bruder Enlil die Lagerstätte besuchte. Die Arbeiter wollten nicht mehr... Unter anderem auch, weil sie während ihrer Arbeit auf Erden auch den irdischen Gravitationsverhältnissen und damit auch unserem Alterungsprozess ausgesetzt waren. Es wurde ein Rat der „Götter" einberufen, zu dem auch der große Herrscher Anu vom Nibiru herabkam und den Anunnaki beistand. Dann fand Enki die Lösung:

Rückführung zu Enkis „Erschaffung eines Arbeiter-Menschen (Adam)"

Ein Lulu, ein primitiver Arbeiter, musste erschaffen werden! Die Anunnaki stimmten zu. Es geht klar aus den Bezeichnungen und

Beschreibungen der Sumerer hervor, dass der erste Mensch künstlich erschaffen wurde, und zwar zu einem Zweck: Er sollte für die „Götter" arbeiten. Er sollte fortan ihr Joch tragen, deshalb heißt er bei den Sumerern auch Lulu amelu (primitiver Arbeiter). Wann könnte das geschehen sein? Die sumerischen Schrifttafeln berichten: Etwa 144.000 Jahre (also vierzig Shar) nach der Landung, die vor zirka 450.000 Jahren stattgefunden haben muss, hat sich der Aufstand der Anunnaki ereignet. Das würde bedeuten, dass der Homo sapiens, unser Vorfahre, vor zirka 300.000 Jahren erschaffen wurde. Wie sah es zu diesem Zeitpunkt auf der Erde aus? Wir befinden uns in der voratlantischen Zeit. Ist Lemuria bereits untergegangen? Möglicherweise. Exakt wissen wir es nicht. Doch es ist Eiszeit. Die alten Überlieferungen aus Tibet berichten darüber, dass sich die Hochzivilisationen während der Eiszeit ins Erdinnere (Tunnelsysteme usw.) zurückgezogen hatten und die anderen, die nach der Katastrophe von Lemuria übriggeblieben sind, offenbar degenerierten. Handelt es sich bei diesen Degenerierten um das, was wir als den Neandertaler kennen? **Als die Anunnaki während der Eiszeit zur Erde kamen**, fanden sie offenbar diesen degenerierten Menschentypus in ihrer Gegend vor, in der sie gelandet sind. Doch bis zum heutigen Tag macht es den Naturwissenschaftlern besonderes Kopfzerbrechen, dass zwischen dem Übergang vom Primaten zum Menschen, also zum Homo sapiens, ein viel zu kurzer Zeitraum liegt. Genau dieser Übergang, der in Fachkreisen auch als missing-link bezeichnet wird, ist bis heute nicht geklärt. Aber für die Darwinisten, die Darwins Lehre der Evolution nachzuweisen versuchen, passt so vieles nicht ins Konzept. Nach Darwins Selektionslehre entstanden die Arten durch eine natürliche Auslese – im Kampf ums Überleben setzt sich nur der Stärkste durch. Für sie ist der missing-link auch kein Problem. So werden beispielsweise die Lang- und Turmschädel einfach ausgegrenzt. Diese werden als durch an den Kopf gebundene Bretter deformierte Schädel wegerklärt. Wie aber aus dieser Prozedur die dreifache Kopfmasse entstehen kann, können sie nicht erklären. Auch die Riesen passen nicht dazu, deren gefundene Skelette und Mumien vier Meter und größer sind. Wo passen sie denn in Darwins Lehre? Offenbar passt nichts zusammen. Da uns die sumerischen Texte nur über den Bereich Mesopotamiens berichten, erfahren wir in diesen nichts über Südamerika, den Himalaya oder China. Doch die Überlieferungen Asiens sind noch bedeutend älter als die der Sumerer und diese berichten uns eben vom Untergang noch älterer Zivilisationen, deren Überlebende aufgrund der äußeren Umstände (Eiszeit) degenerierten. Daher ist den Tibetern ihr Genfonds in den Samädhi-Höhlen so wichtig. Kommen wir zu den Anunnaki nach Sumer zurück. Sie hatten also ein Problem mit ihren eigenen Leuten und suchten eine Lösung. Das war der primitive Zeitgenosse, den sie in ihrer Gegend vorfanden. Was aus diesem wurde, darüber finden wir in den sumerischen Schrifttafeln nun wieder genaue Berichte und auch das Bindeglied zwischen dem Homo erectus und dem Homo sapiens.

Rückführung zur Erschaffung des ersten Arbeiter-Menschen (Adam)

Demnach wurde der erste Arbeiter-Mensch (Adam) von den Anunnaki-Göttern künstlich erschaffen. Es fand also eine Manipulation statt, durch die eine enorme Beschleunigung in der Entwicklung dieses Menschentypus erfolgte. Es war Enki (Ea), der laut den alten Texten die entscheidende Idee hatte, nachdem ihm der Entschluss mitgeteilt wurde, dass ein „Adamo" zu formen sei. Der primitive Mensch, den sie in ihrer Gegend vorfanden, schien **den Anunnaki für ihr Vorhaben, einen modernen Sklaven zu schaffen**, geeignet zu sein.

Doch es funktionierte nicht auf Anhieb – **es wurde herumexperimentiert**. Nehmen wir weiter Einblick in die alten Überlieferungen, so erfahren wir, dass die Anunnaki wohl viel Zeit benötigten, um das richtige „Bild", das heißt die richtige genetische Mischung zu finden. Von ihren Anfängen bis zum ersten „Adam“ verging ein langer Zeitraum. Führen wir uns vor Augen, dass Wissenschaftler selbst in unserer heutigen „hoch-modernen“ Zeit im Bereich der genetischen Manipulation und des Klonens viele, viele Versuche benötigen, bis sie das „perfekte“ Ergebnis vorliegen haben, so ergeben die alten Überlieferungen auch in dieser Hinsicht einen Sinn.

Ähnlich wie bei uns heute muss es demnach auch bei den Anunnaki-Göttern gewesen sein. Auch sie benötigten geraume Zeit für Versuche, um ein „perfektes“ Ergebnis zu erzielen. Erinnern wir uns an den Biologieunterricht: Man versucht, die Gesetze der Reinerblichkeit nach Gregor Mendel nachzuweisen, indem man in Fliegenrassen kreuzt. Bis zum wissenschaftlichen Nachweis der Reinerblichkeit sind mehrere Kreuzungen nötig.

Ähnlich muss es auch den Anunnaki vor einigen hunderttausend Jahren ergangen sein, sicherlich mit dem Unterschied, dass uns im Biologiekurs die Ergebnisse Mendels bereits vorliegen und wir praktisch im Vorfeld einen Leitfaden haben. Anders lasst es sich nicht erklären, dass nicht nur die alten Überlieferungen aus Mesopotamien umfangreich von Versuchen, Kreuzungen und von Mischwesen berichten. Auch in vielen anderen Kulturen und Überlieferungen wurden die Babylonier beziehungsweise die alten Sumerer auch in diesem Punkt bestätigt.

Wir müssen davon ausgehen, dass es eine Zeit der Versuche und Experimente gab, bis die „Götter“ die richtige „Mischung“ und die richtige Methode für die ersten „Adams“ gefunden hatten. Ist das Amphibienwesen, das in Japan gefunden wurde, Zeugnis davon? Oder ist dies eine eigene Art gewesen? Trotz klarer Beschreibungen in alten Überlieferungen der Sumerer und auch anderer Kulturen weltweit, können wir nicht mehr exakt nachvollziehen, wie viele Versuchsjahre und -Jahrzehnte vergingen; zudem fehlen uns entsprechende Artefakte.

Rückführung zu Enki, der Erschaffer des Homo sapiens

Wer war dieser Enki – der Erschaffer des Homo sapiens? Enki soll der Sohn des Königs dieser Außerirdischen gewesen sein. Der Titel **„EN.KI“ bedeutet „Herr oder Fürst der Erde“**. Nach alten sumerischen Texten war Enkis Titel jedoch nicht ganz zutreffend, da er seine Herrschaft über weite Teile des Planeten während einer der zahllosen Rivalitäten und Intrigen, welche die Herrscher dieser außerirdischen Zivilisationen immer in Anspruch zu nehmen schienen, an seinen Halbbruder ENLIL verloren haben soll. Enki werden nicht nur die „Erschaffung des Menschen“, sondern auch viele andere Leistungen zugeschrieben. Er soll die Sümpfe am Persischen Golf trockengelegt und sie durch fruchtbares Ackerland ersetzt und Dämme und Schiffe gebaut haben sowie ein guter Wissenschaftler gewesen sein.

Doch was für uns hier sehr wichtig ist: Er soll seiner Schöpfung gegenüber gutherzig gewesen sein. Nach den mesopotamischen Texten wird **Enki als jemand dargestellt**, der sich **im Rat der Außerirdischen für das neue Erdengeschlecht einsetzte**.

Er erhob gegen viele der Grausamkeiten, die andere Außerirdische, darunter auch sein Halbbruder Enlil, den Menschen auferlegten, Einspruch. Aus den Tafeln geht hervor, dass er den **Menschen nicht als Sklaven** wollte, er jedoch in dieser Hinsicht von den übrigen überstimmt wurde. Die Menschen, die für ihre Herren nichts weiter als Lasttiere waren, wurden von ihren Herren grausam behandelt. Die Tafeln sprechen von Hungersnöten, Krankheiten und dem, was wir heute als biologische Kriegsführung bezeichnen. Als dieser Völkermord schließlich keinen ausreichenden Rückgang der menschlichen Bevölkerung brachte, beschloss man, die **Menschen durch eine große Sintflut** auszulöschen, vor allem auch, um die Kreaturen loszuwerden, die nicht so „gut geglückt“ waren - die Mischwesen, die Mutationen und die Tiermenschen. Heute bestätigen viele Archäologen, dass es im Nahen Osten vor Jahrtausenden eine Sintflut gegeben hat, die sich neben den schon erwähnten Quellen auch bei den Mythen der nordamerikanischen Indianerstämme wiederfindet.

Rückführung zu Enkis Bruderschaft der Schlange und Noah

Nach den sumerischen Texten erzählte Enki einem Mesopotamier namens Utnapischtim vom Plan der übrigen Außerirdischen und lehrte diesen, ein Schiff zu bauen und mit etwas Gold, seiner Familie, Vieh, ein paar Handwerkern und wilden Tieren in See zu stechen. Die Geschichte von Noah geht, wie viele andere Geschichten aus dem Alten Testament, aus den älteren mesopotamischen Schriften hervor.

Die Hebräer änderten nur die Namen, und aus den vielen „Göttern" wurde der „Eine Gott" der jüdischen Religion. Unter allen von den Menschen verehrten Tieren war keines so markant und bedeutend wie die Schlange, und zwar deshalb, weil die Schlange das Zeichen einer Gruppe war, die in den frühen Kulturen beider Hemisphären großen Einfluss gewonnen hatte.

Bei dieser Gruppe handelte es sich um eine gelehrte Bruderschaft, die sich der Verbreitung geistiger Kenntnisse und der Erlangung geistiger Freiheit verschrieben hatte: die **„Bruderschaft der Schlange"**. Sie bekämpfte die Versklavung geistiger Wesen und versuchte, die Menschheit aus der Knechtschaft der Außerirdischen zu befreien. (Das urbiblische Wort für Schlange ist nahash und ist vom Stammwort NHSH abgeleitet und heißt entziffern, herausfinden). Gründer der „Bruderschaft der Schlange" war der rebellische, doch konstruktive Prinz Enki. In den Texten heißt es, dass Enki und sein Vater Anu eine umfassende ethische und geistige Bildung besaßen und es war gerade dieses Wissen, das später in der biblischen Geschichte von Adam und Eva versinnbildlicht worden sein soll. Enki wird als der Schuldige bezeichnet, der dem Menschen das

Wissen um seine Herkunft, seinen Schöpfer (die Außerirdischen) und seine Freiheit gegeben und ihm zu geistiger Freiheit verholfen hat.

Rückführung zum Granatapfel, Baum der Erkenntnis der Fortpflanzung

Im **Garten E.DIN**, der Obstplantage der Anunnaki, wo auch einige der Homo-Sapiens-Sklaven arbeiteten, **war es verboten, von einem bestimmten Baum zu essen – dem Baum der Erkenntnis**. Warum war das verboten? Was war an einem Apfel so gefährlich? Lesen wir kurz im Alten Testament, wie es sich diesem zufolge zugetragen hat. Im 1. Buch Mose heißt es: „Aber die Schlange war listiger als alle Tiere auf dem Felde, die Gott der Herr gemacht hatte, und sprach zu dem Weibe: Ja, sollte Gott gesagt haben: Ihr sollt nicht essen von allen Bäumen im Garten? Da sprach das Weib zu der Schlange: Wir essen von den Früchten der Bäume im Garten; aber von den Früchten des Baumes mitten im Garten hatte Gott gesagt: Esset nicht davon, rühret sie auch nicht an, dass ihr nicht sterbet! Da sprach die Schlange zum Weibe: Ihr werdet keineswegs des Todes sterben, sondern Gott weiß: An dem Tage, da ihr davon esset, werden eure Augen aufgetan, und ihr werdet sein wie Gott und wissen, was gut und böse ist." Alleine an dieser Stelle müsste jeder **Anhänger des Alten Testaments hellhörig werden, denn sein „Gott" lügt!**

Adam und Eva sind nicht gestorben ... Nun war dieser „Gott" nicht Gott, also der Allschöpfer, sondern Anu, der Vater von Enki und Enlil, der um die Besonderheit des Apfels wusste – **denn es war ein Granatapfel**! Und was ist daran so besonders? Darüber klärt uns Morpheus auf, der in seinem Bestseller „Matrix-Code" das Schöpfungs-Programm, in dem wir leben, aus wissenschaftlicher Sicht beleuchtet:

„Die **Kerne des Granatapfels und die Rinde** der Baumwurzeln enthalten einen besonderen **Wirkstoff- DMT. Wenn man diesen zu sich nimmt, wird man von einem erleuchtungsähnlichen Zustand** erfasst. Ähnlich wie die Babys, die praktisch mit einem von DMT durchtränkten Gehirn geboren werden und damit eine direkte Anbindung an den Hyper-Raum haben. DMT ist genau der Wirkstoff, den wir in den Granatapfelkernen finden. Genau das sollte also damals zu Adam und Evas Zeit verhindert werden. Und damit geschah der entscheidendste Einschnitt, der je in der menschlichen Geschichte vollzogen wurde:

Die Vertreibung aus dem Paradies!" Das Essen dieser Frucht und die daraus folgende „Erkenntnis" waren von größter Bedeutung, da für die Menschen so die Möglichkeit zur Fortpflanzung entstand — durch Bewusstwerdung. Bis dahin waren die Menschen nur Hybriden gewesen, Kreuzungen zweier unterschiedlicher Rassen, unfruchtbar wie alle Hybriden. Der Mesopotamien-Experte Zecharia Sitchin deutet den sumerischen Text dahingehend, dass er uns als eine Mixtur aus Anunnaki und Homo erectus, dem Vorgänger des Homo sapiens, sieht.

Rückführung zur Verteufelung Enkis und der Bruderschaft der Schlange

Natürlich waren die Anunnaki von unserem Fortpflanzungstrieb nicht sonderlich begeistert, denn sie wollten auf keinen Fall die Kontrolle über ihr Experiment verlieren. Das Wissen, das die damaligen Menschen durch das Essen der Frucht erlangt hatten, war **nicht von wissenschaftlicher Art, es war die Erkenntnis der Zeugung**, die Möglichkeit, sich **aus sterilen Hybriden zu einer fortpflanzungsfähigen Rasse** zu entwickeln. Das verärgerte die Anunnaki sehr, und man verbannte die Menschen aus dem Garten E.DIN.

Enki, der die Sklaven zu einer neuen Rasse werden ließ, indem er sie zum Essen der Frucht überredete, soll sich nicht, wie in der Bibel beschrieben, gegen Gott aufgelehnt haben, sondern gegen das grausame Tun der außerirdischen „Götter" beziehungsweise seines Vaters, dem König der Außerirdischen.

Trotz all ihrer offenbar guten Absichten **gelang es Enki und der „Bruderschaft der Schlange" zweifellos nicht, den Menschen zu befreien**. In den mesopotamischen Tafeln heißt es, dass die „Schlange" (Bruderschaft der Schlange) sehr schnell von anderen Splittergruppen der herrschenden Außerirdischen besiegt worden sei.

Enki wurde auf die Erde verbannt und von seinen Gegnern gründlich verleumdet, um sicherzustellen, dass er unter den Menschen nie wieder Anhänger finden würde. Enkis Titel wurde von **„Fürst der Erde" zu „Fürst der Finsternis"** umgeändert – er ist **der gefallene Morgenstern** (Jesaja 14, 12: „Ach, du bist vom Himmel gefallen, du strahlender Stern der Morgenröte. Zu Boden bist du geschmettert, du Bezwinger der Völker."), der Lichtträger, da er das schönste und mächtigste Wesen seiner Zeit war; er war der Lichtbringer der Germanen, bei den Griechen als Helios oder Phosphorus bekannt und im Lateinischen als Luciferus. **Er wurde verteufelt!** Man stellte ihn als Todfeind des höchsten Wesens dar, in diesem Fall seines Vaters, des Raumschiffkommandanten, aber aus der Sicht der Erdenbürger, den ihres Schöpfers (was ja auch nicht ganz gelogen war). Man lehrte die Menschen, dass alles Schlechte auf der Welt von ihm komme und er die Menschen geistig versklaven wolle.

So könnte man es interpretieren, wenn man davon ausgeht, dass **Enki und Luzifer identisch** sind. Doch sind sie das? Und ist Luzifer wirklich so freiheitsliebend und selbstlos? Wir werden im Laufe des Buches noch etwas mehr über ihn erfahren.

Ende des Buch-Zitats.

Ich stellte dieses Buchzitats mit Absicht an den Schluss meines Reiseberichtes, steht es doch nicht nur symbolisch, sondern auch sehr realistisch als Muster für die heute in diesen Gebieten stattfindenden blutigen Ereignisse.

Und die Menschen, die den Schöpfer alles Lebens, das ist für mich der Inbegriff von allem Göttlichem des Lichtes, für ihre mörderischen Verbrechen zu ihrer Legitimation missbrauchen, entlarven sich damit selber mit ihren Tötungen als die Handlanger und willigen **Werkzeuge der Götter der Finsternis**.

Und **diese wollen die Menschheit und selbst die Erde zerstören**, auch wenn sie als Bestandteil unserer Dualität auch als Bestandteil unserer Entscheidungsfreiheit erscheinen. Dieses **Dualitätsbewusstsein**, also die Erkenntnis von Gut und Böse, ist uns offenbar damals zugleich mit dem B**ewusstsein von der Fortpflanzungsfähigkeit** in die Wiege gelegt worden. Damit sollen wir den richtigen Weg beim Kampf der lichten gegen die dunklen Mächte um unsere Herzen erkennen. Welchen Menschen daher in dieser Region meine Sympathie und Unterstützung gilt, ist klar.

ENGELHEILEN

Was der Autor dazu erfahren und gelernt hat, hielt er in der nachstehenden Abhandlung über die parapsychologische Schweiz fest:

„Die parapsychologische Schweiz"

Vorwort zum Engelheilen:

Das Dokument ist ein Erlebnisbericht über einen Studienaufenthalt und Ausflüge im Zeitraum vom 16. 11. – 26.11.2007 in Bern und Umgebung. Der Hauptteil sind die Wiedergaben meiner Wahrnehmungen bei den beiden Seminarwochenenden mit **Peter Selby, dem Begründer der Methode des Engelheilens**. Die Aussagen sind ausschließlich meine Wahrnehmungen. Wenn ich Peter Selby zitiere oder seine Heilverfahren beschreibe, sind dies keine von ihm autorisierten Aussagen. Ich verließ mich dabei ausschließlich auf meinen Wahrnehmungsapparat, kann daher manches missverstanden haben. Aus Diskretionsgründen verwende ich bei Erwähnung von Teilnehmern nur Vornamen und lasse es offen, ob es die richtigen oder nur Decknamen sind. Goethe würde sagen, Namen sind nur Schall und Rauch, wichtig allein ist nur der Sachverhalt der Heilungsvorgänge.

Veranstalter

Veranstalter: Schweizerische Vereinigung für Parapsychologie und Peter Selby, Oregon, USA.
Veranstaltungsort Svpp, Bern, Brückfeldgasse 19 (nahe Bahnhof)
Kursdokumente von Peter Selby unter: www.youangelyou.com
Course documents sind dort zu erfragen.
Kontakt: Peter: youangelyou@gmail.com

Tel.Nr. via Barbara Müller, Deutschland: 00496131617067 (auch für Fernheilungen)

Freitag, 16.11. Anreise Autozug bis Feldkirch, Hotel IBIS, Bern Expo

Einführung Beginn 19 Uhr 30 bei SVPP in Bern.

Das Aurasehen:

Empfehlungen Drunvalos auf S 343 ff (Blume des Lebens, 2. Teil): „Bücher über Farbtherapie oder Edgar Cayce: Auras, An Essay on the Meanings of Colors.

Weiter braucht man ein weißes Papier (70 mal 100), dann Tonpapier in verschiedenen Farben. In die Mitte des weißen Papiers kommt ein Stück färbiges Tonpapier. Verwendet zuerst rot. Heftet jetzt den Blick auf die Mitte des farbigen Papierstück und blinzelt nicht. Wartet 30 Sekunden. Lasst den Blick weiter unverwandt auf dem farbigen Papier ruhen. Zieht es dann schnell weg und starrt weiterhin auf die gleiche Stelle auf dem weißen Papier. Innerhalb von weniger als einer Sekunde werdet ihr die Komplementärfarbe zu der Farbe sehen, die ihr gerade angestarrt habt. Wenn ihr rot verwendet habt, sehr ihr jetzt grün. Das Nachbild wird immer eine andere Farbe haben, aber dieselbe Form.

Das Nachbild leuchtet, es ist transparent und scheint über der Fläche zu schweben. Unternehmt ihr dieses Experiment mit vier verschiedenen Farben hinter einander, was nur ein paar Minuten dauern würde, so werdet ihr, bis ihr fertig seid, eine gewisse Sensibilität entwickelt haben, um diese Art von Farbbild sehen zu können – leuchtend, transparent und ihm Raum schwebend. Diese Farben sind sehr ähnlich wie Aurafelder, nur dass sie idealer sind. Denn nur wenige Menschen haben Aurafarben die so rein und klar sind.

Für den nächsten Teil der Übung braucht ihr einen Partner oder eine Partnerin, am besten trägt ihr beide Weiß. So sind die Farben am leichtesten zu sehen. Die Kleidung blockiert natürlich nicht die Aura, aber dennoch kann die Kleidungsfarbe es erschweren oder erleichtern, die Aura zu sehen. Lasst euren Partner oder eure Partnerin sich vor eine weiße Wand stellen, nehmt dann die Lampe mit dem Dimmer, stellt sie so hell wie möglich und strahlt damit euer Gegenüber an. Nehmt nun einen Bogen farbiges Papier und haltet ihn rund 3 Zentimeter entfernt von eurem Partner, in Nasenhöhe, und dann lasst ihr euren Partner das Blatt halten. Tretet zurück und blickt genauso auf die Farbe, wie ihr es zuvorgetan habt; fixiert die Farbe mit den Augen, zählt bis 30 und bittet euren Partner oder eure Partnerin dann, das Blatt wegzunehmen. Nun werdet ihr die Komplementärfarbe vor ihm oder vor ihr im Raum schweben sehen. Auf diese Weise könnt ihr euch daran gewöhnen, Farben zu sehen, die um eine Person schweben, und euer Geist kann sich auf diesen Gedanken einstellen.

Danach könnt ihr ein Blatt Tonpapier hinter den Kopf oder die Schultern der Person bringen, vielleicht 40 bis 60 cm hinter ihr. Tut das vier bis fünf Male, bis ihr euch gewöhnt habt, Farben um den Körper herum schweben sehen. Entfernt dann das Tonpapier und beobachtet weiterhin euren Partner oder eure Partnerin, während ihr den Dimmer ganz, ganz langsam herunter dreht. Und ihr werdet einen magischen Punkt erreichen, an dem der ganze Körper der Person sehr dunkel wird – und dann – Bingo – werden plötzlich die ganzen Farben da sein, und ihr seht die Aura.

Ihr werdet sie alle sehen. Ihr werdet wissen, dass das die tatsächlichen Farben der Aura sind, nicht die Komplementärfarben, die ihr zuvor gesehen habt, da ihr eine ganze Palette von sich verändernden Farben sehen werdet. Wie jemand gerade denkt oder fühlt, wird in diesem Augenblick projiziert. Gewöhnlich werdet ihr feststellen, dass die Farben um den Kopf und um die Schultern hauptsächlich anzeigen, was die Person denkt".

Samstag, 17. 11.: Erster Schulungs- und Übungstag
Die Eröffnung jeder Sitzung mit einem Klienten erfolgt so:
Zuerst die Erdung herstellen, dann die Zentrierung und Verbindung mit der Quelle in mir.
Dann Frage an den Klienten:
Lädst Du mich eine, Dein Aurafeld zu sehen?
Grundgesetz: Nie ohne Klientenerlaubnis arbeiten. Niemand ist da beleidigt, wenn er gefragt wird.
Bejaht der Klient, dann sage ich:
Ich rufe die Quelle in Dir an, in Dankbarkeit für die Führung, die Methode und in Dankbarkeit für die Heilung.
Dann versuche ich, in der Aura ein Bild zu sehen und beschreibe dieses dem Klienten.
Ich sage dazu: So haben es mir die Engel gezeigt. Es ist das, was ich subjektiv wahrgenommen habe.
Anhand der Engelaussage schauen wir dann die Körperfunktionen auf der Liege an. Beweglichkeit des Kopfes, der Beine und der Arme, um Blockaden zu erkennen.
Peter: Die Engel sind immer richtig.
Wichtig wäre auch, dass der Klient Beziehungen zu Symbolen hat.
Mitteilung der Engel erfolgt durch Symbole, durch Impulse bei der Kopfführung des Betrachters und durch Ja-Nein-Antworten auf gezielte Fragestellungen.
Nach dem spezifischen Anruf an die Engel und deren Mitteilung zeige ich die Dankbarkeit: „Mein Gott, es ist so phantastisch, dass ich von Gott so gesegnet bin. Ich danke den Engeln.
Die Engel lehren einen mit dem Herz und nicht so sehr mit dem Kopf.

Die wichtigsten Symbole sind die fünf Elemente und der Baum des Lebens.

Die fünf Elemente:

Die Elemente Erde, Luft, Feuer und Wasser sind aus Licht der verschiedenen Dichte-Ebenen. Diese Symbole können Engel sehen und zeigen. Das Symbol ist ein vierblättriges Kleeblatt oder zwei Achterschleifen. Die eine Achterschleife steht aufrecht: unten ist das Symbol für die Erde, oben das Symbol für die Luft. Die andere Achterschleife dieses Kleeblattes zeigt links das Element Feuer und rechts das Element Wasser.

Ein Kreis um dieses zusammengefasste Symbol der vier Elemente bildet dann die Einheit, die fünfte Dimension, also die Person als Ganzes.

Wir haben uns das bildlich so vorzustellen, von oben nach unten:

Alles zusammen: 5. Dimension, eingehüllt vom äußeren Kreis.
Spirituelle = 1. Dimension = Element Luft
Mentale = 2. Dimension = Element Feuer
Emotionale = 3. Dimension = Element Wasser
Physische = 4. Dimension = Element Erde
Darunter ist das Körpersymbol, stellvertretend den Klienten darstellend.

Das Bewusstsein existiert in den fünf Dimensionen. Jedes Universum braucht alle fünf Dimensionen. Dieses Bewusstsein ist in uns ebenso geschaffen wie Gott das große Universum geschaffen hat. Unser Bewusstsein ist komplett und enthält in jeder Dimension und Ebene die vier Elemente noch zusätzlich.

Die ursprüngliche Krankheit manifestiert sich in einer, mehreren oder allen Dimensionen. Manche Engel manifestieren sich ebenfalls in allen Dimensionen, einige nur in 1-2 Dimensionen.

Fallbeispiel Maya:

Auf die Frage, was soll er sehn, zeigte ihm der Engel:
-Das Planetensymbol der Venus,
-das karmische Problem bei der Verbindung mit der Quelle,
-die Blockade im Zentralkanal.

Es war eine Blockade in einer spezifischen Dimension. Der Engel zeigte Peter die spezifische Dimension, also die dritte Dimension, das emotionelle Bewusstsein. Das ist das Element Wasser. Wie zeigte er dies? Indem er beim Nachzeichnen des doppelten Achterkleeblattes anzeigte, dass die rechte Achterschleife mit dem Wasserelement fehlt.

Zweites Fallbeispiel Elena:

Kleine, junge, etwas feste Dame (Ital. Abstammung, Vater Toskana, bei Lucca, Mutter aus Apulien, nahe Taranto, lernten einander in der Schweiz kennen)

Beginn der Arbeit:

Lädst Du mich ein, Dein Aurafeld zu sehen?

Antwort: Ich lade Dich ein, mein Aurafeld zu sehen. (Das ist das Grundgesetz des Respektes. Selbst bei der Arbeit mit seiner Frau hält er dies strikt ein)

Dann: Ich rufe die Quelle in Dankbarkeit für die Führung, die Methode und in Dankbarkeit für die Heilung.

Beim abschließenden Heilungsvorgang:

Zuerst die Frage: Willst Du, dass die Engel dies oder jenes (spezielle Themen) heilen, beseitigen, integrieren, zentrieren etc., wenn es in Gottes Wille und zu Deinem besten ist?

Antwort: Ich will, dass die Engel ... tun. So sei es.

Die Engel zeigten in diesem Fall:

Sie hat in der höchsten, der 5. Dimension das Element Wasser abgespalten. (also in der höchsten Dimension, während der Körper ganz unten ist)

Weiter hat sie links von ihr einen energetischen Doppelgänger.

Das Ergebnis ist also, dass das Wasser, ihre emotionale Seite, wenigstens in der 5. Dimension fehlt und sie somit ihr emotionales Bewusstsein nach links zu ihrem Doppelgänger abgespalten hat.

Antwort der Engel, ob sie dieses braucht: Ohne überall rote Knöpfe zu haben, braucht sie für ihr ganzes Bewusstsein den abgespaltenen Doppelgänger.

Die weitere Analyse der Dimensionen zeigt von oben herab:

5., 1., und 2. Dimension zeigen das abgespaltene Wasserelement (eine nach außen und unten hin offene Schleife).

Die dritte Dimension zeigt alles normal. Und in der 4. Dimension (Erde) überdeckt das Feuerelement das Luftelement. Beides zusammen bedeutet heiß. Sichtbar auch an ihren roten Wangen.

Die Schlussfolgerungen:

Das emotionale Bewusstsein ist in mehreren Dimensionen weniger vorhanden. Durch Einbezug des Doppelgängers, kann sie in ihrem Leben mehr erreichen.

Wenn weiter in der Dimension Erde das Element Feuer weg ist und dort das Element Luft überdeckt, dann bringt sie nicht so viel Kraft auf die Erde. Das heißt: Die Gedanken (Element Luft) werden immer mehr, sie werden immer heißer und es entsteht die Tendenz der Frustration, weil sie ihre Wünsche nicht äußern kann.

Der Körpertest:

Kopfdrehung: Nach rechts voll, nach links gering.

Armbewegung: Links steif, rechts auch steif.

Dasselbe bei Beinen und Füßen.

Daraufhin Frage an die Klientin: Sollen wir die Engel einladen, das Feuer in der 4. Dimension von der Luft weg auf die richtige Position zu bringen und den Doppelgänger wieder zu integrieren, wenn es in Gottes Wille und zu Deinem besten ist? Dann wiederhole diese Bitte und sage auch: „So sei es“.

Sie: Setze Feuer in der 4. Dimension auf den richtigen Platz, integriere den Doppelgänger, heile mein emotionales Wasser-Bewusstsein in allen Ebenen und verbinde das Bewusstsein mit dem Zentrum. So sei es.

Ergebnis der Körperfunktionen: nun auch links voll frei, Arme besser.

Die Heilungsvorgänge nochmals der Reihe nach:

1. Heilung: Feuer weg von Luft
2. Integrieren des Doppelgängers
3. Heilung der Emotionen generell. Abgespaltenes Wasser wieder in allen Dimensionen integrieren.

Was ist ein Doppelgänger?

Das Symbol der abgespaltenen Persönlichkeit hat verschiedene Stellungen: es lehnt sich bei mir an, hält sich weg von mir, befindet sich entweder links oder rechts oder sehr hoch.

In unserem Sprachgebrauch haben wir treffende Bezeichnungen: Du stehst neben Dir (beside you). Man kann auch das Alter des Doppelgängers abfragen und nähern uns so dem Zeitpunkt, wann die Abspaltung eingetreten ist. Z.B. Ist er 1-10 Jahre, 10-20 Jahre. Erhalte ich darauf das Ja, dann zähle ich durch, bis die Engel bejahen. Z.B. 16 Jahre.

Damals schockierte Dich etwas. Das ließ einen Teil des Bewusstseins aus dem Körper herauskatapultieren. Wenn man nun das Erlebnis bearbeitet und den Doppelgänger so wieder in den Körper integriert, lernt man besser mit ähnlichem umgehen und ist geheilt.

Der negative Glauben:

Man kann aber auch sagen: ich bin nicht sicher, ob es für mich gut ist, meine Gefühle zu spüren oder zu zeigen. Als Folge halte ich sie zurück. Ich kann es mir nicht leisten, meine Gefühle zu zeigen. Denn wenn ich die Gefühle zeige, erscheine ich ärgerlich oder depressiv oder sonst wie. In der Arbeit muss ich aber funktionieren. Der Chef sagt, mach die Arbeit hier. Und zu Hause sagt der Partner: ich mag nicht, dass du so emotionell bist. Die Kinder müssen wir erziehen, wir müssen richtig funktionieren. Dabei sind die Gefühle schlecht. Wir können sie uns weder zu Hause noch in der Arbeit leisten. Und so spalten wir die negativen Gefühle ab. Habe ich aber Angst vor der Integration der negativen Gefühle, so verlieren wir damit aber auch die Fähigkeit, die positiven zu spüren und zu erleben. Die Folge ist eine Gefühlsarmut.

Peter demonstriert es an sich selbst. Wie ein Mann ohne Frau, er erlebt es selber auf einer längeren Tournee, reagiert er ohne die Qualitäten der inneren Frau und auf das Fehlen der weiblichen Streicheleinheiten. Das Gefühlsleben läuft heiß. Das weibliche Wasserelement hält sich dann nicht mit dem Feuerelement in der Waage. Er hat dann die Tendenz, zu viel zu arbeiten. Das weibliche Element ist wie eine gute Nahrung, wie eine Weisheit. Ist es vorhanden, dann nehme ich mir mehr Zeit für mich selbst, Zeit zum Ausruhen, nehme gute Nahrung zu mir und dergleichen mehr.

Das weibliche Element Wasser gibt mir wie die Weisheit die Intuition. Die Weisheit oder die weibliche Energie, ihr Gefühl schützt mich. Emotionale Gefühle oder Intuitionen haben mich oft vor Gefahren gerettet. Halte ich daher Feuer und Wasser in Balance, dann schlafe ich auch gut.

In Bezug auf den Doppelgänger heißt das: Bleiben wir bei der Abspaltung, brauchen wir immer mehr an noch schwierigeren Erfahrungen, bis wir bereit sind, unsere Doppelgänger-Energie zu integrieren. Erst dann brauchen wir keine Führung mehr, die weibliche Energie in uns zu unterdrücken.

Doppelgänger-Energie nach dem Tod:

Erfolgt bis zum Tod keine Integration, dann bleibt Doppelgänger-Energie im Raum zurück. Die Seele geht weiter. Ohne Integration zur ganzen Seele, verbleibt ein Seelenfragment zurück.

Engel im Aurafeld:

Sie sind meist im Aurafeld dort anzutreffen, wo Probleme sind. So sieht dies aus: Zeichnung eines Symbols der Person, dann der Engel um dieses Symbol herum und ganz außen dann der Kreis des Aurafeldes, das alles einschließt.

Zentrierung des Lebensbaumes:

Der Lebensbaum ist ein mindestens 4000 Jahre altes Symbol und wird ist hier der Kabalah entnommen.

Auf beiden Seiten eines Zentralkanals, dessen oberstes Ende über unserem Kopf „Keter" ist und der unserer Körpermitte entsprechen sollte, sind zwei energetische Säulen angeordnet.

Der Zentralkanal repräsentiert auch unsere Chakren, teils als Knoten, teils als Schnittpunkt der Verbindungslinien der beiden Säulen bestimmt. Auch die Säulen haben Kraftzentren mit verschiedenen Namen, wie Tifaret, Zefirot etc. Diese sind mit den zentralen Kraftzentralen kreuz und quer miteinander verbunden.

Im kabalistischen System wird für manche etwas verwirrend die rechte Körperhälfte, die bei der Draufsicht die linke Säule darstellt, als linke Säule bezeichnet. Vice versa wird daher die linke Körperhälfte, deren Säule in der Draufsicht rechts erscheint, als die rechte Säule bezeichnet.

Die linke Säule mit ihrer rechten Körperhälften-Entsprechung repräsentiert das Männliche. Sie komprimiert, sie bringt die Energie in den Focus. Sie ist die männliche logische Funktion.

Die rechte Säule repräsentiert dagegen das Weibliche, die weibliche Gefühlsfunktion. Sie hält viele Möglichkeiten offen und ist als weibliche Kraft eine wichtige Ergänzung zur männlichen. Sie verhindert allzu schnelle Schlussfolgerungen, zu rasche Festlegungen und zu übereilte Taten.

Sie werden auch bezeichnet als AIN (die Einheit), AIN SOPH AUR (unendliches Licht) und AIN SOPH (die unbegrenzten Möglichkeiten, nur Potenzialitäten, ohne Sein). Die Einheit ist Gott. Das unendliche Licht ist der Mann und die unbegrenzten Möglichkeiten die Frau, die Dunkelheit, aus der das Licht kommt. Daher sind Frau und Mann in Gott oder die eins in drei oder die drei in eins. Denn alles zusammen macht eins. Das Universum hat Einheit und Dualität (denn ohne Licht und Dunkelheit gibt es kein Universum, sagt die Kabalah).

Dazu Jesus, in den Gospel of Thomas: „When you make the two one, and when you make the inside like the outside and the aoutside like the inside, and the above like the below, and when you make the male and the female one and the same…then you will enter the kingdom of god".

Die Lage des aktuellen Lebensbaumes und Engelfragen:

Zumeist ist der Lebensbaum oft nicht im körperlichen Zentrum. Er ist in verschiedene Richtungen verschoben. Entweder nach rechts oder nach links, aber auch nach unten und nach oben.

Wir können nun die Engel gezielt fragen: Zeigt mir den Keter-Punkt und den Lebensbaum. Oder wo ist Tifaret und wo ist das 3. Chakra. Tifaret kann auf der einen Seite und das 3. Chakra auf der anderen sein. Aber auch im Hinblick auf die Planetensymbole frage ich gezielt: Z.B. wo ist Mars oder Venus etc.

Engelbitte und Bewusstseinsänderung/Körperänderung:

So war auch bisher sein Vorgehen. Er war aber der Aktive. Er bat die Engel, beispielsweise eine hängengebliebene Seele ins Licht zu führen. Das besonders Neue, das er bei der heurigen Tour entwickelt bzw. dazu gelernt hatte, war die aktive Teilnahme des Klienten. Ist nämlich erkannt, dass z.B. der Lebensbaum nicht zentriert ist oder es ist sonst etwas nicht in Ordnung, wiederholt der Klient die von ihm vorgesprochene Bitte an die Engel: Den Lebensbaum zentrieren (oder sonstige Anliegen) und bekräftigen durch das „so sei es".

Er ändert so sein Bewusstsein aktiv mit Hilfe seiner Engel und somit die Auswirkung seines Bewusstseins auf seinen Körper. Alle Lebensbäume haben auch ihre jeweiligen Entsprechungen in den Planeten, also weiteren Symbolen.
Mit einer Meditationsübung schließt dieser Samstag.

Sonntag, 18. 11. 2007: 2. Schulungs- und Übungstag
Fragerunde über das gestrige Erleben eröffnet die Sitzung:

Frage von Hans an Peter: Was fühlst Du bei der Engelkommunikation?

Dazu Peters Empfehlungen und Ausführungen:

Neutral sein

Klienten ansehen, aber nicht Festlegen auf Schlussfolgerungen

Dann Frage an die Engel: Was soll ich sehen?

Sich freihalten, bis von oben sich Antworten einstellen,

Dann schaut er sich den Menschen genau an,

Weitere Fragen an Engel: Was ist das Thema? (Denn Engel geben Heilung zumeist nur in bezug auf ein bestimmtes Thema. Zumeist nehmen sie nur 1-2 Themen zur Heilung an. Ich muss daher gezielt vorgehen. Wie beim Kochen einer Suppe: ich gebe ja auch nicht alles, was im Kühlschrank ist, in den Kochtopf. Ich muss gezielt selektieren. Ich bin dabei sehr gelassen. Dann zeigen sie mir beim Körper z.B. die rechte Schulter. Ich bin dabei sehr entspannt. Mit der 3.-Auge-Funktion erhalte ich Bilder, auch Farben. Respektiere alles, was da kommt. Mit der Neugier lasse ich mich hinein ziehen in das Bild.

Wenn das 3. Auge richtig offen ist, arbeitet es wie ein Röntgen. Dabei muss ich sehr entspannt sein, darf nicht das Gefühl haben, heilen zu müssen.

Seine Vorgehensweise und Empfindungen bei drei Patienten, die, wie er später jeweils erfuhr, auf eine Operation warteten. Er kannte vorher diese Personen nicht. Die Engel gingen dabei vom Allgemeinen ins Spezifische: Zeichneten einen Körper. Setzten ein Kreuz beim Körper, wo die Krankheit war. Als er dann anhand eines Anatomiebuches die Klienten auf die von den Engeln aufgezeigte Stelle hinwies, sagten sie: genau dort ist das Problem. Bei der einen Klientin war es eine Entzündung und Fibrose in der Pankreas. Dabei entdeckte Peter die geschlossene Tour. Nach der Bitte, den Ärger, die Frustrationen wegzunehmen und dabei helfen, dass der Vagus Nerv wieder arbeitet, öffnete sich hörbar die Galle durch ein gurgelndes Geräusch.

Bei der zweiten Klientin erschien vor dem 3. Auge das Bild der Schulter. Schon vor einem Jahr hätte sie sich die Schulter operieren lassen. Sie wartete aber zu, ehe sie zu ihm kam. Mit Hilfe der Engel konnte sie von diesen Schmerzen befreit werden.

Die meisten physischen Probleme sind nach Meinung von Peter geistige Bewusstseinsprobleme.

Wenn Peter dann an die Engel die Frage richtet, warum fließt hier die Energie nicht, antworten sie mit den Symbolen: Mit dem Symbol des Lebensbaumes, mit den Planeten, mit den Tarot-Kennungen. Dann Peter zu den Engeln. Gebt mir eine Vision. Antwort: Kindheit oder Vorleben etc. Der beste Zugang ist auch hier die natürliche

Neugier. Wir haben eine Lebensgeschichte. Dabei ist der Zweifel bei dem Frage- und Antwortspiel von Bedeutung: Ich frage immer wieder nach. Habe ich das so richtig verstanden. Wenn ja, dann gehe ich in den Körper. Stelle fest, z.B. die linke Hüfte ist blockiert.

Die Grundlage ist: Das Bewusstsein schafft das Leben und den Körper.

Das Leben schaffen wir uns mit den Gedanken. Unsere Wahrnehmung (perception) ist subjektiv. Und so empfinden wir es auch. Ich betone daher immer: Das ist meine Wahrnehmung. Niemand kann mir meine eigene Wahrnehmung absprechen. Sie gilt ja nur für mich. Jeder hat ja so seine eigenen Eindrücke. Auch der Pilot stellt sich bei der Landung die Frage: ist dies die richtige Runway? So auch die Frage an die Engeln: Ist das richtig so? Und das Zutreffende gibt dann Kraft.

Wir haben das Privileg der Wahrnehmung, aber wir haben nicht die Wahrheit, wir kommen ihr nur nahe. Wir müssen daher die Wahrnehmung an der Realität testen, also an der äußeren Welt die innere Welt erforschen.

Wir sollen daher auch üben: Wie wirkt denn auf meinen Körper die exoterische Meditationen?

Er stellt sich dabei vor den Spiegel, wenn er die Kreuz-Meditation im Bauch absolviert. Dabei beobachtet er, wie die Meditation auf den ganzen Körper wirkt. Spürt, wie es kreuz und quer wirkt. Auch die Form des Bauches verändert sich dabei. Wichtig ist für das Erfühlen: sehr neugierig sein. Und testen, wie es funktioniert.

Das Engelheilen ist daher weder eine Religion noch eine Philosophie. Es ist schlicht eine Praxis. Sie orientiert sich an m diesem Gebiet tätig. Mit physischen Methoden zu heilen, erschien ihm sehr schwierig. Er war sehr ambitioniert und daher auch sehr ungeduldig, wenn sich dauerhafte Erfolge nicht einstellen wollten. Und die Patienten und Versicherungen zahlten immer wieder. So wurde er zur Überzeugung gedrängt: Wir müssen wissen, woher die Schmerzen kommen. Dann kam er auf den wirkungsvolleren Weg, den wesentlich erfolgreicheren. Ein neuer Gedanke und schon verändert er den Körper.

Geheimnis der weiblichen Gefühlsfunktion:

„Wait“, das Warten, das müssen wir lernen, daher bei den Wahrnehmungen Zeit nehmen. Denn die männliche Logik zeigt nur eine Seite und drängt zur raschen Festlegung. Die anderen Seiten der Realität zeigen die weibliche Logik. Sie ist bedachtsamer und nicht so schnell mit den Resultaten. Ich muss daher abwarten, bis sich das ganze Bild zeigt. Beide Logiken sind daher wichtig.

Die Ja- oder Nein- und andere Funktionen zur Engelführung erfühlen:

Für die Engelkommunikation sind dies gute Begleiter. So ähnlich geht es auch mit der Engelführungsbewegung. Ich bewege beim ersten Versuch den Kopf wie zufällig, wie er sich bewegen will. Beim zweiten Mal werde ich dabei aktiv. Ich fühle dabei bewusst, wie er nun durch meine Interaktion bewegt wird. Beispielsweise drehe ich bewusst den Kopf nach links. Und nun mache ich mir die Absicht bewusst, ihn nach links zurück drehen zu wollen und sehe die Abfolge der Bewegung schon innerlich als Bild, wie ich nun willentlich den Kopf nach rechts zurückdrehen will. Dabei entsteht nun das Gefühl, wie wenn der Kopf von einem magnetischen Pol nach rechts zurückgezogen wird. Je mehr wir dieses Gefühl üben, umso mehr werden wir auch die Engelführung erspüren. So können wir ihnen dann folgen. Die Engel steuern diese Energie, und wir fühlen uns fast gezwungen, diesem Impuls zu folgen.

Konkret: Person vor mir erscheint mit dem physischen Körper. Die Engel führen mich seitwärts. Dann zeichnen sie einen anderen

Körper daneben auf. Auf die Frage, wohin gehört das? Sie führen mich hin zur 1. und 2. Dimension, somit zeigen sie an, dieser Doppelgänger gehört zu dem Körper, der vor dir steht. Diese Bewegung führt also hinein in die Körperachse. Wenn sie auf die Frage, wohin gehört das, mich nach oben und hinaus führen, zeigen sie mir an, dass dies nicht zum Klienten oder bei der Selbstheilung nicht zu mir gehört. Dieses out bedeutet, es ist zu eliminieren. Das in heißt dann zu integrieren.

Doppelgänger-Zeichen: Ganzer Körper oder auch Körperteile?

Sie zeichnen auch oft nur Teile des Körpers. Beispielsweise ein Doppelherz. Jemand hat ein gebrochenes Herz. Die Engel zeichnen dann ein Herz. Jede Ebene ist denkbar: z.B. die emotionale oder spirituelle Dimension.

Oder der Engel zeichnet ein Bein. Dieser Teil gehört hierhin. Weiter eine abgespaltene Colon-Energie, eine Lungen-, Gehirnenergie: Zumeist Folgen eines starken Schocks.

Wir haben dafür auch den Sprachgebrauch: Ich verlor meinen Kopf, mein Herz, ich bin außer mir.

Sehen des roten Knopfes als Stimulus:

Eine Musik, ein Wort können ein Erinnerungsstimulus sein. Der rote Knopf zeigt einen Stimulus an, der mit dem ursprünglichen Trauma zusammenhängt.

Doppelgänger lässt sich lange nicht integrieren. Bei missbrauchten Kindern: Um den Schmerz zu vermeiden, gaben sie zwar den Körper hin, traten aber seelisch aus dem Körper heraus und kamen nicht mehr dorthin zurück.

Beim **psychologischen Gespräch** fragt sich, was gibt uns denn die Fähigkeit, den Doppelgänger zurück zu bringen. Der Doppelgänger sagt im Gespräch beharrlich, ich will nicht in den Körper zurück. Es sollte ja das Selbst mit dem Doppelgänger sprechen. Dabei spielt Peter den Doppelgänger. Neben ihm sitzt die Klientin als das Selbst. Aber das Selbst will ja den Doppelgänger nicht sehen. Es fürchtet den Schmerz. Peter zeigt dies so: Das Selbst wendet sich vom ihm, vom Doppelgänger, unmissverständlich ab. So kommen sie (das Selbst und der Doppelgänger) nicht zu einem heilenden Gespräch. Es kommt daher darauf an, die Seele des Selbst anzusprechen. Die Engel können dabei alles schnell bewerkstelligen ohne ein Drama. Die Seele und der Doppelgänger sagen den Engeln: ich vertraue euch und sie lassen sich ohne Drama integrieren.

Ich darf also nicht an der alten Struktur klammern. Ich muss nehmen, was zur Verfügung gestellt wird. Ich vergebe und lasse los. Ich lernte über mein Spiegelbild und machte nun die Erfahrung auf einer anderen Ebene. Was zunächst als Schmerz empfunden wurde, kann ich dann in Weisheit transformieren.

Nach der Pause wird erneut die Frage gestellt:

Doppelgänger will sich nicht integrieren lassen?

Das führt zu weiteren Problemen. Wenn wir Erfahrungen nicht integrieren wollen, brauchen wir Erfahrungen gleicher Art. Wir erhalten weiter eine Lektion nach der anderen. Nein, bitte, nicht schon wieder, ist die Reaktion. Die Folge ist die Bestärkung der negativen Ängste und negativen Glaubenssätze. Sind wir immer noch nicht bereit, erhalten wir noch größeres Problem. Denn was wir verdrängen, das bleibt. Das Universum sagt, du sollst es haben, es gibt noch mehr Druck. Denn das Universum unterstützt die Tendenz, dass wir zu unserer Gänze zurück finden, einschließlich der Vorlebenserfahrungen. Das bedeutet: Distanziert euch nicht, nähert euch an, findet die Reibungsfläche heraus. Den Doppelgänger habe wir selber produziert und niemand anderer. Halten wir es mit dem **Gesetz der Dankbarkeit**, auch wenn wir nicht das erhalten, was wir wünschen. Gott schenkt uns jeden Tag das, was wir brauchen. Das **Geheimnis des Lebens** besteht nun darin, einfach zu sagen: ich wünsche mir wohl das oder etwas Ähnliches oder gar noch etwas Besseres. Ja es kann dann eintreten, dass ich sogar etwas Besseres erhalte, wenn ich mich nicht stark an etwas fixiere. Ich muss mit dem Fluss des Lebens mitgehen und sehen wohin es mich führt. Wenn es mich mit Problemen konfrontiert, muss ich mich fragen, was will Gott mir zeigen. Es heißt dann: Nimm das Leben in deine Hand, übernimm die Verantwortung dafür. Wir sind keine Opfer. Wir erschaffen sie uns selber.

Erkennen, wogegen Widerstand, Bedeutung beider Körperhälften:

Will man den Klienten verstehen, wogegen der Widerstand besteht, schaut man mit dem 3. Auge darauf. Dabei muss ich die Bedeutung der beiden Körperhälften verstehen.

Die **rechte Seite** steht für etwas **tun**, die **linke** für etwas **erhalten**. Kann ich etwas nicht umsetzen, fehlt mir dazu die Kraft, dann steht der Doppelgänger rechts von mir, ist dorthin ausgetreten. Erhalte ich dagegen etwas nicht, dann steht er links von mir, ist also dorthin ausgetreten.

Geht der Doppelgänger hinauf: Dann habe ich etwas Unerreichbares, ich kann es nicht in mein höheres Bewusstsein einbauen.

Geht der Doppelgänger aber hinunter: Ich schaffe nicht den Zugang zum Unterbewusstsein, kann es nicht von dort herholen.

Konkret: Der Klient kommt und zeigt auf die schwache rechte Seite. Der Doppelgänger ist rechts hinaus. Was war die Ursache des Ausklinkens? Warum stößt man auf Widerstand? Ich kann etwas nicht haben, das ging von der anderen Seite aus. Dann der Kampf darum, stoße auf Widerstand, klinke mich daher auf der erfolglos kämpfenden Seite, der rechten aus.

Die linke Seite: Dort will ich etwas, was ich nicht haben kann. Ich kann die erwünschte Erfüllung nicht kriegen. Daher klinke ich mich links aus.

Vor der Engelmeditation erzählt Peter von einem Beinahe-Überfall in einer New Yorker Nacht, wo er sich den bedrohlich nähernden Schwarzen mit einem Lächeln freundlich zuwendet und ihn fragt, ob er nicht Geld haben will. Er reicht ihm einen Dollar und dieser verschwindet problemlos, während sein Freund meint, das war aber eigentlich ein geplanter Überfall.

Zur Engelmeditation:

Spielerisch bitten wir die Engel uns zu zeigen, was in unserem Bewusstsein vorhanden ist, was bewusst in der Seele abgelegt ist. Und wir respektieren dies. Der Körper erzählt mir das. Ich will nicht sofort alles heilen. Bei Schmerz in der Hüfte frage ich mich zuerst, was will mir die Seele damit sagen. Gehe tiefer hinein. Die bessere Frage ist, wie kann ich dir (mir) helfen. Wie kann ich dir helfen, dass du realisierst, dass du auch göttlich bist. Dieses Geheimnis gilt es heraus zu finden als nächsten Schritt. Wichtig ist zu erkennen, wie kann ich dadurch selber werden, selber zu mir finden.

Geist-Projektionen in uns:

Ein Geist projiziert uns etwas in uns. Wir erkranken an derselben Krankheit wie der Geist. Die Heilung tritt dann ein, wenn wir diese Projektion erkennen und mithilfe der Engel wegnehmen.

Beispiel der multiplen Sklerose:

Die Mutter der Klientin verstarb vor sechs Monaten an multipler Sklerose. Da wurde plötzlich auch bei der Klientin die multiple Sklerose manifest. Mit Hilfe der Engel sehen wir den Geist. Wir nehmen daher das Bewusstsein der toten Person aus dem Körper der Klientin heraus und geben es dem Wesen (Geist der toten Mutter) zurück und schicken das Wesen mit Hilfe der Engel in das Licht.

Beispiel eines Geköpften:

Ein anderer Geist wurde bei einer Klientin gesehen. Ihr Vater wurde vor einer Woche bei einem Unfall geköpft. Plötzlich legte sich ihr Kopf zur linken Seite und war nicht mehr zu bewegen. In der Aura-Analyse war eine verstümmelte Person neben ihr zu sehen. Frage: Wer ist das? Ihr Vater. Sie erklärt, wie er geköpft wurde bei einem Fall vom Dach. Das Procedere: Der Geist wird aus dem Körper entfernt und entlassen. Alles war wieder normal.

Sonntag nachmittags: Sandra als Praxisfall und weitere Symbole

Peter macht mit Arm und Hand eine gleichsam suchende Bewegung über die Köpfe der Runde hinweg. Und wie von seinen Engeln geleitet, fischt er Sandra heraus. Mit ihren wallenden, bis auf die Schultern fallenden blonden Haaren, ihrem frischen Teint, dem jugendlich-verschmitzt lächelnden Gesicht, wunderschönen braunen Augen, einen sehr anmutigen und geschmeidigen Körper ist sie wohl eine der schönsten Damen, für mich wohl die schönste des Kurses. Hinter dieser Person verbirgt sich auch eine sehr gebildete Persönlichkeit. Seit einiger Zeit, so habe ich zu Mittag erfahren, unterrichtet sie im Umland von Zürich die 13 – 16jährigen in Fremdsprachen (Französisch und Englisch) sowie Geschichte. Dort wohnt sie auch und ist froh darüber, denn dort sind die Kinder auch leichter als in der Stadt Zürich zu unterrichten. Es war für Gerlinde und mich ein Genuss, mit ihr über die Unterschiede der Bildungssysteme zu sprechen.

Ansehen der Person, Sandra steht vor uns:

Peter stellt fest, dass ihr Fuß links etwas angehoben ist, wie wenn sie nicht recht Fuß fassen könnte. Auch auf der Liege zeigt sich dies, wie wenn der angewinkelte linke Fuß etwas kürzer wäre. Etwas blockiert hier.

Dann fordert uns Peter auf, uns genauer ihre Augen anzusehen. Was natürlich bei diesen wunderschönen Augen ein Genuss ist. Dennoch weist Peter darauf hin, dass das rechte Auge ihm etwas größer, etwas wolkiger erscheint. Das rechte Auge steht bei der Frau für die innere Frau, also gegenüber der sonst üblichen schematischen Zuordnung der Körperhälften geradezu verkehrt. Das linke Auge hingegen erscheint kleiner, klarer und fokussierter. Linkes Auge steht bei der Frau für den inneren Mann. Beim Mann ist diese Augenzuordnung zu den Körperhälften seitenverkehrt zur Frau und entspricht daher wieder unserer herkömmlichen Vorstellung (rechts Mann, links Frau).

Er bittet nun um Erlaubnis, ihre Aura zu sehen und erkennt auf der rechten Seite einen Dämon, also selbst geschaffene Ängste. Sie nickt zu dieser Wahrnehmung. Das Symbol für den Dämon, den er sehen kann, schaut aus wie ein Sektglas ohne Fuß mit zwei Hörnern oben auf dem konkav geschwungenen Abschluss aufgesetzt.

Seelen-, Schlangen-, Planeten-, Reptilien- und Glomsymbol:

Das **Seelensymbol** sieht aus wie ein Goldbeutel, also wie ein nach oben hin offenes Säckchen. Es kann sich auf verschiedenen Ebenen (Dimensionen) befinden.

Das **Schlangensymbol** sieht mit den gewundenen Schlangenlinien mit Schlangenkopf dem Tier sehr ähnlich. Es symbolisiert etwas sehr Giftiges. Er fragt nach, wo ist es zu Hause: Im Zentralkanal, in der Bauchgegend.

Die Planetensymbole für **Sonne und Mond**:

Sie sitzen rechts und links vom Kopf. Rechts, also auf der männlichen Seite befindet sich die Scheibe der strahlenden Sonne, links dagegen die Sichel des weiblichen Mondes. Die Sonne ist das Ziel, ihr Ausdruck in uns ist: "ich will, ich bin". Der Mond ist der Charakter: Von wo komme ich her, wer war ich, was war meine Seele, was ist ihr Karma. Die weibliche Emotion schützt und verteidigt, wie Mutter Bär, schlägt sie mit den Tatzen aus.

Auf einer der Dimensionen über der Person erscheint aus dem Elementen-Symbol eine Schlangenfigur abgespalten. Die Schlange bewegt sich nun von der Mondsichel hinüber zur Sonne.

Der **Glom** oder die Zecke erscheint rechts von der Person als ein größerer dunkler Fleck. Wohin gehört er? Es wird auf ein Herzsymbol gezeigt.

Das **Reptiliensymbol** erscheint auf der linken Schulter als ein großes R. Der reptilian brain ist negative Energie, entsteht aus Mangel an Macht. Die Schlange absorbiert die Energie von der Umgebung. Man nennt dies Reptilien- oder Drachenenergie. Wird Peters Kopf bei der Untersuchung nach links gezogen, handelt es sich um männliche, wir er nach rechts gezogen, um weibliche astrale Wesenheiten.

Auf Sandra bezogen:

Frage: Sind dies eigene Wesenheiten? Ja. Mehrere? Ja. Welcher Art? Drachen oder Schlangen? In welchen Dimensionen? Wie wirken sie sich auf den Körper aus?

Seine Fragen: Auf die Hüfte? Großes Ja. Was ist die Hauptursache der Blockade? Keine

Antwort auf Frage nach den Eierstöcken, desgleichen auf den Dickdarm. Bei Dünndarm: Ein wenig. Bei den Sexualorganen: ein bisschen als Antwort. Symbol der Gebärmutter wird als Blockade der rechten Seite angezeigt. Wie ist das zu deuten? Sexualenergie steht für Kreativität, für Reproduktion. Die rechte Seite steht für das Gehen, das Ausschreiten. Bei den Metaphern des Unterbewusstseins gibt es viele Bedeutungen, lass daher den Geist groß sein.

Beim Dickdarm bedeutet die Normalfunktion: ich nähre mich aus dem Wasser und lasse die Scheiße weggehen. Bei Verstopfung wird angedeutet, ich behalte alles zurück, denn ich weiß nicht, was ich abgeben und was ich behalten soll.

Beim Dünndarm lasse ich bei Durchfall alles gehen, alles soll weggehen.

Die Reptilien signalisieren einen Mangel an Power. Als nächstes Symbol tauchte der Merkur auf. Dieser steht für mentale Aktivitäten.

Das Karma steht auch für Reptilien. Der karmische Führer sagt, ich helfe dir zu lernen. Hier ist dein Karma.

Peter zu Sandra: Ich verbinde mich mit der Quelle. Willst Du die Engel einladen, das alles zu heilen.

Sie: Ja und so sei es. Bringt zuerst die Seelenanteile zurück. Der Mangel war das wahre Selbst. Je mehr Reptilien, umso mehr abgespaltene Seelenanteile gibt es zu integrieren. Lädst Du die Engel ein, die Seelenanteile zurückzuführen, nachdem die Reptilien gegangen sind, und zwar sie zurück bringen in alle Dimensionen. Sie: Ja bitte. So sei es.

Wenn ich die Wesenheiten wegnehme, was geben wir an ihre Stelle? Entity out (fremde Wesenheiten hinaus), Sandra (Seelenanteile) in. Peter zitiert Jesus: Was nützt es 6 Teufel auszutreiben, wenn man dadurch für sieben neue Platz schafft. Man muss diese Stellen mit dem Original füllen, also mit Sandras Seele.

Das Heilen erfolgte mit den Engeln dann so:

Alle betroffenen Stellen, Hüfte, Dünndarm und Uterus, alles was physisch ist, verbinde mit den Engeln. Sie bringen die Energie auch nach vorne in den Körper. Gott segne Dich.

Die Überprüfung ihres Körpers zeigt, dass fast alle Blockaden verschwunden sind. Nur der rechte Arm ist noch nicht ganz frei beweglich.

Er ersucht nun, ob er direkt der Quelle Energie durch das Handauflegen auf der Brust zuführen darf. Energie strömt direkt ins Herz. Dies öffnet den Brustraum und beseitigt auch die letzte Blockade für den Arm. Danach ist sie ganz frei beweglich und glücklich. Damit beendet er den Kurs.

Im Anschluss daran gibt uns Hans in seine Meridian-Heilungstechniken einen Einblick. Seine Partnerin sitzt dabei als Klientin. Peter und Hans stellen dabei viele Ähnlichkeiten in den Heilungstechniken fest. Auch Gerlinde beteiligt sich fachkundig. Nach einem Imbiss im vegetarischen Restaurant am Bahnhof begleite ich sie noch bis zum Bahnsteig. Sie nimmt den 21 Uhr Zug, der eine Stunde später in Zürich ankommt. So hat sie reichlich Zeit, in den Liegewagen nach Wien bis um 22 Uhr 40 von dort umzusteigen. Mit ihr ist aber auch das kalte, klare Hochdruckwetter abgereist. Das Wetter wird sich auf Regen und Wärme umstellen.

Montag, 19. 11. 2007: Ausflug nach Zermatt

Versehentlich nehme ich die 1er Autobahn. Verlasse sie bei Murter und habe bei der Fahrt über dieses Hochland bis nach Friburg einen unbeschreiblich schönen Blick in die grandiose Bergkette des Berner Oberlandes. Hochliegende Wolken, beginnen sich langsam auf die Berggipfel herab zu senken. Als ich in Zermatt am Bahnhofsplatz vor dem Restaurant sitze und mich stärke, sehe ich langsam die Spitze des Matterhorns in den Wolken verschwinden. Auch über den Bergen des Monte Rosa-Massivs senkt sich deren Haube herunter. So verzichte ich auf die Fahrt mit der Gornergratbahn. Bei der Rückfahrt zuerst Besuch in der Kathedrale von St. Maurice und anschließend Auffahrt zum Turm von St. Trophim nahe bei der Einmündung der Rhone in den Genfer See.

Da ich noch Payerne besichtigen will, jenen herrlichen romanischen Bau in der Art von Cluny, nehme ich die Rückfahrt über Lausanne. Die Kathedrale ist geschlossen. In der Kirche davor eine Orgelprobe. Am Platz ein Chinarestaurant. Bedient werde ich von einer 26-jährigen Koreanerin, die in Friburg medizinische Biologie studiert. Ich kann mit ihr plaudern, weil noch keine Gäste da sind. Sie kommt aus Seoul. Ihre 24-jährige Schwester lebt noch dort. Vor zwei Jahren verlor sie ihre Mutter an Krebs und sie ihr Vertrauen in eine göttliche Führung. Kurz darauf am Nebentisch zwei Soldaten. Das Symbol auf der Jacke bedeutet, dass sie bei der Fliegerabwehr dienen. Ich tausche mit ihnen die Erfahrung aus, die mein Sohn Roland beim Jugoslawienkrieg an der Südfront machte. Mit unserem damals überalterten Gerät hätten sie gegen die Fliegerraketen der Jugos keine Chance gehabt.

Als nächstes Ziel steuere ich über die Bundesstraße die alte Hauptstadt der Schweiz zur Römerzeit an, das alte Aventicum, das heutige Avenches. Oberhalb des Amphitheaters stelle ich den Wagen ab, nachdem ich vorher getankt hatte. Auf der höchsten Stelle dieses Berges thront eine mächtige Festung aus dem Mittelalter und der Renaissancezeit, die die Bischöfe von Lausanne errichten ließen und die dann der Stadtregierung von Bern diente. Sie hatte ihre Bailii hier sitzen.

Dienstag, 20. 11. 2007: Übersiedlung und Einzelsitzung

Heute stand die Übersiedlung vom Hotel Ibis zum Hotel Marthahaus sowie eine Einzelstunde bei Peter auf dem Programm. Desgleichen legte ich mir einen Laptop zu, der hier in Franken so viel kostete, als in Wien in Euros. Die Abhebung von Euros gestaltete sich etwas kompliziert. Ich musste zunächst in Franken abheben.

Dann wurden sie mir gegen einen Kurs von 1,66 in Euro umgewechselt. Mittagessen spät bei Migro. Hinter mir telefonierte andauernd eine Dame in Italienisch, aber so langsam, dass ich alles verstehen konnte, was sie sagte.

Bei Peter stand zunächst die Frage einer Fernbehandlung für Ulli zur Debatte. Er hat bisher bei Diabetes nur eine Erfahrung, sie brachte aber Besserung. Wenn sie möchte, könnte man eine Fernbehandlung über Barbara einleiten, wenn er wieder zu Hause in den USA ist. Dann mein Problem mit dem 3. Auge. Er sieht eine dreifache Abspaltung des 3. Auges. Es hat karmische Ursachen im Missbrauch des 3. Auges. Die Ursache des Missbrauches kann er nicht erkennen. Körperlich zeigen aber die tiefen Stirnfalten auf das Problem hin. Nach der Hilfe der Engel führt er noch durch verschiedene Handauflegungen weitere Energie zu. Ein Gefühl der Erleichterung und Erweiterung macht sich auch in den Nebenhöhlen breit. Ich möchte dann noch anhand der Selbstheilung der Frage nachgehen, ob der Impuls nach rechts (also auf meine linke Körperseite hin) bei der letzten Meditation eine Verschiebung des Lebensbaumes angezeigt hat. Bei der Analyse bestätigte sich das. Als Ursache wurden astrale Fremdenergien festgestellt, die sich eingenistet und nach links Energie abgesaugt hatten. Mir wurde dabei bewusst, dass man stets auf der Hut sein muss und tägliche Selbstheilungen ratsam sind. Peter sagt, dass er sich täglich einer energetischen Selbstheilung unterziehe. Die Meridiane, die Immunabwehrpunkte und dergleichen mehr, werden dabei gestärkt. Er benötigt jeweils eine Stunde. Der neuerliche Versuch, die Kathedrale in Payerne zu besuchen, schlug wieder fehl. Auch heute nicht offen. Zurückgekehrt, waren alle Parkplätze vergeben. In der Nähe fand ich einen in der blauen Zone.

Mittwoch, 21. 11. 2007: Schreib- und Lesearbeiten

Dieser Tag begann mit der Reklamation, dass der von mir gebuchte Hotelparkplatz von einem deutschen PKW in Anspruch genommen war. Nach dem Frühstück wird ein Platz vor dem Hotel frei. Ich verteidige ihn gegen Bauarbeiter, die ihn mir wegnehmen wollen. Dann wird der Laptop hochgefahren und mit den Berichtsarbeiten begonnen. Zwischendurch lese ich immer wieder Teile von der Geheimlehre der Begründerin der Theosophie, der Helena Petrovna Blavatsky. Wie bestellt, ergänzt dieses Buch die Ausbildung in Bern. Um 23 Uhr 59 schließe ich diese Arbeit ab.

Donnerstag, 22. 11. 2007: PC und Paul Klee

Die Anzeige des neuen Computers, ich solle wegen der Office-Software die 25-teilige Kennzahl eingeben, was stets zur Mitteilung falscher Code führte, bewegte mich zur Reklamation. Im Inter Discount-Geschäft wieder der freundliche Inder. Das Missverständnis war bald geklärt. Die Zahl, die ich eingab, betraf das Vista, nicht das Office, das ich separat erwerben müsste. Ich kann aber auch mein Home Student daheim als einen der drei Plätze laden. Bei der Gelegenheit ließ ich mir noch erklären, wie ich das ganze System auf eine Sicherungsdiskette bringe. Damit füllte ich dann einen Teil des Abends, ebenso ließ mich das Virenprogramm solange nicht in Ruhe, bis es alle über 100.000 Systemteile auf Viren ohne Erfolg durchsucht hatte.

Nach dem Computergeschäft, also um die Mittagszeit, brach ich aber auf zum Paul Klee-Museum, dessen Besuch mir die Schweizer Freunde Fritzi und Mario ganz nachdrücklich empfohlen hatten. Dort richtete ich mich gemütlich bis zum Abend ein. Und es wird nicht beim ersten und letzten Mal bleiben. Zuviel gibt es da noch zu sehen und zu genießen. Als besonderen glücklichen Einfall der Schweizer muss ich die musikalische Begleitung der Bilder betrachten. Es gibt zwei Arten von Audio-Guides. Die eine ist die herkömmliche. Jemand bespricht das Bild. Die andere, für mich neue, aber besonders geglückte ist jeweils ein zum Bild passendes Musikstück. Dabei ließ man sich davon leiten, was Paul Klee dazu sagte oder welche sonstigen Beziehungen dazu (Widmungen etc.) bestanden. Zur Einleitung begab ich mich zu seinem Hauptwerk: Ad Parnassum aus 1932, eine pointillistische Arbeit, die einen pyramidenförmigen Berg darstellt. Musikalisch wird es untermalt von Claude Debussys Pastorale aus 1915.Und sein Bild „Schwebendes" aus 1930 beginnt erst richtig Leben zu gewinnen, wenn man dabei der herrlichen „Introduktion und Allegro aus 1905 von Maurice Ravel" lauschen kann. Sein Lieblingskomponist war aber Mozart. Sein „Park bei Lu aus 1938" wird von Mozarts Streichquintett g-Moll KV 516 aus 1787 in wunderbarer Weise begleitet und Franz Schubert entrückt einem vor dem letzten Stillleben aus 1940 mit seinem Streichquintett C-Dur 956 aus 1828. Vor dem monumentalen Bild Insula Dulcamara aus 1938 lagerten Schüler und Schülerinnen der 1. Klasse Mittelschule (so schätzte ich sie ein) und folgten den französischen Ausführungen ihres Lehrers, während ich mich den dazu gespielten himmlischen Weisen des Violinkonzertes op. 61 des Ludwig van Beethoven hingeben durfte. Diese Musik begleitete mich auch noch zum Mittagstisch, wo sich plötzlich der neunjährige Lionel aus Goldiwil zu meinem Tisch gesellte. Als seine Mutter gerade am Buffet war, kam er zu mir und bat mich, bei mir Platz nehmen zu dürfen. Seine Mutter ist eine Innsbruckerin, die in Wien Publizistik studiert und eine Tochter in Wien hat, die am Akademietheater arbeitet. Jetzt ist sie im Berner Oberland mit einem Schweizer verheiratet und erschien mir nicht gerade glücklich zu sein, in dieser Gegend wohnen zu müssen.

Die Rückfahrt gestaltete sich etwas problematisch. Ich kam in den Stoßverkehr und verirrte mich zuerst ins Zentrum, dann fuhr ich hinunter zur Aare, drüben wieder hinauf und wurde letztlich auf die Autobahn Richtung Thun geleitet. Bei Muri machte ich kehrt und gelangte dann doch noch zum Hotel nach einer mehr als einstündigen Irrfahrt. Dort begann ich zuerst mit einem Ausruhen von der Fahrerei und dann mit dem Arbeiten am Computer. Zuletzt ein wenig Lektüre in der Geheimlehre. Von dort habe ich die untenstehenden Grundregeln für die Arbeit mit dem Geist noch aufgenommen. Ich sah darin gleichsam die geistigen (bewusstseinsmäßigen) Fundamente des energetischen Engelheilens.

Die Grundregeln für den Geist,

der als Grundlage für seine Ideenbildung immer an den folgenden Ideen festhalten muss (Geheimlehre S 35/36).

1. DIE GRUNDLEGENDE EINHEIT ALLEN SEINS: Dieses EIN SEIN besitzt zwei Aspekte, einen positiven und einen negativen. Der positive Aspekt ist Geist oder BEWUSSTSEIN. Der negative Aspekt ist SUBSTANZ, das Objekt des Bewusstseins. Das Dasein ist das Absolute in seiner ersten Manifestation. Und weil es absolut ist, existiert nichts außerhalb von ihm. Es ist das ALL-SEIN, und ist deshalb unteilbar – sonst wäre es nicht absolut. Könnte ein Teil von ihm abgetrennt werden, so wäre das, was dann übrig bliebe, nicht mehr absolut, denn dann käme sofort die Frage des VERGLEICHS zwischen dem abgetrennten und dem übriggebliebenen Teil auf. Vergleichbarkeit ist unvereinbar mit der Idee des Absoluten. Somit leuchtet ein, dass die grundsätzliche EINE EXISTENZ oder das Absolute Sein die REALITÄT ist, die jeder existierenden Form unterliegt.

2. Die zweite grundsätzlich festzuhaltende Idee ist diese: ES GIBT KEINE TOTE MATERIE. Jedes Atom lebt. Es kann nicht anders sein, weil auch jedes Atom grundsätzlich selbst Absolutes Dasein ist. Es gibt also keinen aus Äther bestehenden „Raum“ oder akasha, oder wie immer man es nennen will, in dem sich Engel oder Elementale wie Fische im Wasser tummeln. Das ist zwar eine populäre Vorstellung, hat aber nichts mit der Wirklichkeit zu tun, in der

jedes einzelne Atom der Substanz, auf welcher Ebene auch immer, selbst ein LEBEN ist.

3. Der dritte unverzichtbare Grundsatz besagt, dass der Mensch der MIKROKOSMOS ist. Und weil das so ist, existieren in ihm alle Hierarchien der Himmel. Aber in Wirklichkeit gibt es nicht Makrokosmos und Mikrokosmos, sondern EIN DASAEIN. Nur in der Betrachtungsweise eines begrenzten Bewusstseins gibt es scheinbar Großes und Kleines.

4. Der 4. und letzte Grundsatz, der immer bedacht werden muss, wird in dem großen hermetischen Axiom ausgedrückt. Es fasst alle anderen Grundsätze zusammen und ist ihre Synthese. Wie innen, so außen; wie das Große, so das Kleine; wie oben, so unten: Es gibt EIN LEBEN UND GESETZ; und der es ausführt, ist EINER: In der göttlichen Ordnung ist nichts innen und nichts außen, ist nichts groß, nichts klein, nichts hoch und nichts niedrig.

Das Dritte Auge:

Dazu führt Blavatsky in ihrer Geheimlehre auf S 327-335 unter anderem folgendes aus:

„Die Entwicklung des menschlichen Auges ist in viel größerem Maß eine Bestätigung der okkulten Anthropologie als der Theorien der Physiologie. „Im menschlichen Embryo wachsen die Augen **von innen nach außen**“, aus dem Gehirn, sie sind nicht, wie etwa bei Insekten oder dem Tintenfisch, Teil der Haut. Nach den Lehren des Okkultismus entwickeln sich die Sinnesorgane aus astralen Prototypen: Das dritte Auge zieht sich nach innen zurück, wenn seine Zeit abgelaufen ist.

Unter Berufung auf wissenschaftliche Erkenntnisse wurde übrigens festgestellt, dass viele Tiere, besonders in den niedrigen Bereichen der Wirbeltiere, ein drittes Auge haben, das jetzt zwar verkümmert ist, aber in seinem ursprünglichen Zustand ganz natürlich funktionierte. Viele Paläontologen sind auch heute noch, sicherlich zu Recht, von der Stichhaltigkeit dieser Theorie überzeugt.

Alle Klassen oder Familien der ursprünglichen Arten von Lebewesen waren hermaphroditisch und tatsächlich einäugig. Ehe die Körper der Tiere und der Menschen ihre Hautschichten entwickelten, d.h. ehe sich eine dicke Hülle aus physischer Substanz bzw. aus Materie mit ihrem internen physiologischen Mechanismus von innen heraus nach außen entwickelte, war die Gestalt der Tiere genauso astral-ätherisch wie die des Menschen. Und im Tier wie im Menschen war das dritte Auge ursprünglich das einzige Sehorgan. In beiden entwickelten sich die zwei physischen, nach vorne gerichteten Augen erst später.

Während das „Zyklopenauge" im Menschen das Organ spirituellen Sehens war (und ist), war es im Tier das objektive Sehorgan. Und als letzteres seine Funktion erfüllt hatte, wurde es im Verlauf der vom Einfachen zum Komplexen strebenden physischen Evolution durch zwei Augen ersetzt. So wurde dieses Auge von der Natur stillgelegt, die es nun aufbewahrt für seinen erneuten Gebrauch in zukünftigen Äonen. So erklärt sich, weshalb die Zirbeldrüse ihre höchste Entwicklungsstufe proportional zum tiefsten Stand der physischen Entwicklung erreichte. In den Wirbeltieren ist sie objektiv am auffallendsten vorhanden, im Menschen dagegen am verborgensten, nur den Anatomen zugänglich.

So wird verständlich, weshalb das dritte Auge sich nach dem physischen Fall der von uns so genannten „Lemurier" langsam in eine einfache Drüse verwandelt hat. Und wer Okkultismus studiert, muss wissen, dass DAS DRITTE AUGE UNTRENNBAR MIT KARMA VERBUNDEN ist. Dieser Lehrsatz ist so geheimnisvoll, dass nur die wenigsten davon gehört haben". (Eine Aussage Blavatskys etwa 1880, heute dürfte das so nicht mehr zutreffen).

Und **Claire Avalon** lässt dazu Pelez in ihrem Werk über die **„Zwölf göttlichen Strahlen"** sagen:

„Mit Betroffenheit sehe ich oft, wie ihr mit dem Begriff des dritten Auges umgeht. Es wird für viele von euch wie zu einem körperlichen Bestandteil. Das kann es nie werden. Das dritte Auge ist ein Geschenk Gottes. Es ist rein energetisch vorhanden und wird gespeist von göttlicher Kraft, die eurem Kausalkörper entströmt. So soll Euch bewusst- werden, wie wichtig eure korrekte Lebensweise ist. Gleichzeitig sollt ihr lernen, all die Schätze eures Kausalkörpers bewusst zu nutzen, um über das dritte Auge an alle wichtigen Informationen heranzukommen. Das dritte Auge lässt euch auch die Telepathie verwirklichen. Wenn ihr dort Druck oder Unwohlsein spürt, sind es wirklich physische Regungen, die aufgrund alter Erinnerungen an den Missbrauch des dritten Auges in euch auftauchen. Es sind Blockaden, die sehr fein ausstrahlen und unbedingt beseitigt werden sollen.

Auch der Kontakt mit eurem geistigen Führer soll euch über das dritte Auge gelingen. Geht in die Meditation und konzentriert euch auf das dritte Auge, das sich energetisch in eurem Ätherkörper befindet. Dort nehmt es wahr als eine wunderschöne indigoblaue Blütenknospe, die umhüllt ist von einem klaren, grünen Licht. Dieses Licht wird langsam zu einem kräftigen Strahl, der den Mental- und den Emotional-körper mit Leichtigkeit durchdringt und dann im Kausalkörper ankommt und sich dort mit einer grünen Energiekugel verbindet. Diese Kugel beginnt sich langsam zu drehen und sendet eine stärkende Energie zurück in das dritte Auge. Langsam öffnet sich die indigoblaue Blütenknospe. Sie wird heller und heller und dann zu einer Quelle, aus der ein glasklares Wasser sprudelt. In diesem Wasser bildet sich nun das Bild oder die Situation, die euch zur Erkenntnis verhilft".

Zur genauen Lage, wo sich das abspielt, aus Unterlagen von Elisabeth Schanik noch präziser: Das dritte Auge befindet sich danach in der innersten Auraschicht, im ätherischen Körper (1-5 cm außerhalb des physischen Körpers). Dort erscheint die wunderschöne indigoblaue Blütenknospe. Sie ist umhüllt von einem klaren grünen

Licht, das zu einem kräftigen Strahl wird und bis zum Kausalkörper oder spirituellen Körper, der siebten Auraschicht, durchbricht. Dieser mentale Aspekt der Geistebene erstreckt sich etwa 75 – 105 cm nach außen. Dort ist die höhere Erkenntnis, die göttliche Erkenntnis zu Hause. Ich weiß, dass ich eins bin mit Gott. Und dort verbindet sich der Strahl mit der grünen Energiekugel. Diese beginnt sich zu drehen und sendet eine stärkende Energie zurück in unser drittes Auge und öffnet langsam die indigoblaue Blütenknospe. Als ich beim Hotelfenster auf die Straßenbeleuchtung schaue, sehe ich plötzlich ein Wunder, eine große indigoblaue Scheibe von einem Meter Durchmesser dehnt sich um das Licht aus. Und außen herum ein grüner Lichtkreis, dieser ist jedoch in einen regenbogenfarbenen Ring eingebettet. Mir bleibt der Mund vor Staunen und vor dieser Herrlichkeit offen, als sich dieses Phänomen bei weiterem Hinschauen wiederholt.

Abschließend verwirrt mich ein wenig ein gewisser Widerspruch zwischen den Aussagen bei Clair und der Geheimlehre. Diese will ja einen naturwissenschaftlichen Beweis zur Entwicklung des dritten Auges auf materieller Basis führen. Damit verlässt sie anscheinend oder scheinbar das rein Spirituelle, für das sie ja eintritt.

Freitag, 23. 11. 2007: Drittes Auge, Karma, Grundregeln und Nachmittag bei Paul Klee

Den Vormittag verbringe ich im Hotel mit der Bearbeitung und der Niederschrift zu den obigen Themen „Grundregeln der geistigen Arbeit“ und „Drittes Auge“. Draußen ist es trüb und regnerisch, also kein einladendes Wetter, um die schöne Bergwelt zu besuchen. Nach einem fehlgeschlagenen Versuch, in der Bahnhofstraße ein Pendel zu erwerben (ich scheiterte an den Einbahn- und Fußgängerzonen) beschließe ich nach 15 Uhr, mich beim Buffet des Paul Klee-Museums zu stärken. Die Zufahrt mit Rollstuhl ist für Behinderte beinahe eine unüberwindliche Sache, obwohl noch kein

Schnee lag. Auch dass man im Freien, es regnete ziemlich stark, separat noch zu einem abseits befindlichen Kassenautomat muss, statt bei der Ausfahrtssäule wie heute fast bei allen Parkgaragen üblich, zahlen zu können, ist schon für den Normalverbraucher eine Zumutung, für einen Behinderten aber eine zusätzliche Erschwerung. Im Museum selbst war die Bedienung wieder sehr freundlich und die Kürbissuppe war köstlich. Auch das Berner Bier schmeckte gut. Leider ist schon um 17 Uhr Schluss, sodass ich nicht nochmals die Bildergalerie besichtigte.

Im Hotel ruhte ich mich aus und vervollständigte den Themenkreis mit der Arbeit zum Karma.

KARMA: GESETZ DER AUSGLEICHENDEN GERECHTIGKEIT

(Ausführungen aus der Geheimlehre):
„Das EINE LEBEN ist eng verbunden mit dem EINEN Gesetz, das die Welt des Daseins beherrscht – KARMA. Exoterisch bedeutet Karma ganz einfach und buchstäblich „Tat", oder, besser gesagt: „Wirkung erzeugende Ursache". Esoterisch bedeutet Karma in seinen weitreichenden moralischen Auswirkungen aber etwas ganz anderes. Es ist das unfehlbare **GESETZ DER AUSGLEICHENDEN GERECHTIGKEIT**.

Wer an Karma glaubt, muss an die Bestimmung glauben, welche jeder Mensch von der Geburt bis zum Tod wie ein Spinnennetz Faden für Faden um sich selbst webt. Und diese Bestimmung wird entweder von der himmlischen Stimme des unsichtbaren Prototyps gelenkt, also von außen, oder von dem vertrauten astralen, inneren Menschen, der leider viel zu oft der böse Dämon jener Verkörperung ist, die wir Mensch nennen. Beide wollen den äußeren Menschen beherrschen, aber nur einer kann siegreich sein. Und schon beim ersten Anfang des unsichtbaren inneren Kampfes schreitet das strenge, unerbittliche **Gesetz ausgleichender Gerechtigkeit** ein und verfolgt unbeirrt den Verlauf der Auseinandersetzung. Wenn der letzte Faden gesponnen wurde, und ersichtlich ist, dass der Mensch in seinem selbst gewebten Netz gefangen ist, befindet er sich vollständig unter der Herrschaft dieser **selbst geschaffenen** Bestimmung. Und die hält ihn so unweigerlich fest wie der unbewegliche Felsen eine an ihm haftende Muschel, oder sie trägt ihn hinweg gleich einer Feder im Wirbelwind seiner eigenen Taten, und das ist – KARMA.

Durch die Erkenntnis, dass Karma eine Tatsache ist, kommt man zur Überzeugung, dass die Zeilen

Tugend verzweifelnd, Laster triumphierend,
zu Gottesleugnern machen sie die Menschheit

nur deshalb wahr sein können, weil die Menschheit schon immer die Augen verschlossen hat vor der großen Wahrheit, dass der Mensch sein eigener Erlöser und sein eigener Zerstörer ist, und dass es deshalb sinnlos ist, den Himmel und die Götter, die Nornen oder die Vorsehung wegen der scheinbaren Ungerechtigkeit zu beschuldigen, die die Menschheit beherrscht". (Ausführungen Blavatskys in der Geheimlehre (233-238)).

Und auf S. 333 schreibt sie: „Von all den furchtbaren Lästerungen und Anklagen, mit denen Monotheisten ihrem Gott entgegentreten, ist keine größer oder unverzeihlicher als die (fast immer) falsche Demut, mit der ein – vermutlich „frommer" – Christ bei jedem erdenklichen Übel und jedem unverdienten Schicksalsschlag behauptet: „Es ist Gottes Wille".

Was folgt daraus für das Engelheilen?

Ich bin selbst verantwortlich für alle meine Taten, mein selbst geschaffenes, allenfalls verdrängtes Bewusstsein (Doppelgänger, abgespaltene Seelenanteile). Der himmlische Prototyp kann gleichgesetzt werden mit unserer Quelle bzw. unseren Engeln. Mit meinem

Willensakt (Bitte um Beseitigung meiner karmischen Beeinträchtigungen und dem „so sei es") schaffe ich die karmische Belastung aus dem Bewusstsein und aus seiner Körpermanifestation.
Zum weiteren Verständnis nochmals Blavatsky:

GÖTTER; MONADEN, ATOME

„Jedes Atom wird zur sichtbaren komplexen Einheit (einem Molekül), und sobald die monadische Essenz in den Bereich terrestrischer Aktivität hineingezogen worden ist und die Mineral-, Pflanzen- und Tierreiche durchlaufen hat, wird sie zum Menschen. Und weiter: Gott, Monade und Atom sind die Entsprechungen von Geist, Seele und Körper im Menschen. In ihrer siebenfachen Zusammensetzung sind sie der „Himmlische Mensch" (dieser Ausdruck wird in der Kabalah erklärt), und damit ist der terrestrische Mensch eine Reflexion des Himmlischen..."Die Monaden sind die Seelen der Atome, und die beiden zusammen sind der Stoff, in welchen sich die Götter (Chohans, Dhyanis) hüllen, wenn eine Form benötigt wird.

Die Unermesslichkeit des Raumes ist voller Atome. Ihre unaufhörlichen Schwingungen sind jene BEWEGUNG, durch die die Räder des Lebens ihren ewigen Antrieb erhalten. Und dieser innere Vorgang ist es, der Narturphänomene hervorbringt, die wir als Wechselwirkungen von Kräften bezeichnen. Nur befindet sich am Ursprung einer jeden „Kraft" ihr eigenes, bewusstes und lenkendes Noumenon, egal ob wir es nun Engel oder Gott, Geist oder Dämon nennen – jedenfalls handelt es sich immer um lenkende Mächte".

Schlussfolgerung zum Engelheilen:

Eben diese Quelle, Kräfte oder Gott oder Engel spricht Peter an (zuerst mit der Bitte zum Erkennen der Ursachen und dann mit der

Bitte um Heilung) und lässt vom Klienten um deren Hilfe bitten und mit so sei es bekräftigen. Ende der Tagesarbeit 23 Uhr 50.

Samstag, 24. 11. 2007: Zweites Wochenende Engelheilen

Zur Einstimmung: Clair Avalon über Geistheilen:

„Die Geistheilung war und ist ein sehr mystisches Gebiet, seit der Mensch verlernt hat, dass man dabei lediglich ganz einfache Regeln zu beachten hat. Man setzt im wahrsten Sinne des Wortes nur den Geist ein, und zwar auf beiden Seiten. Jesus hat euch diese Arbeit noch einmal exakt vorgelebt. Es braucht dazu einen Menschen , der von Makeln belastet ist, und den Geist eines Helfenden, der dem anderen in reiner Absicht helfen möchte .Aber der mit Makeln belastete Menschbraucht viel Willen und Kraft, um die geistige Heilung eines anderen Helfenden aufzunehmen. Dieser andere Helfende muss nicht unbedingt ein Mensch sein. Der Helfer kann auch geistig vorhanden sein."

Das sind offenbar die Engel, mit denen Peter arbeitet.

Und dazu weiter zu Sokane in Clair Avalons Buch.

„Wenn ihr im Herzen lebt, vermögt ihr alles. Wie sagt ihr immer wieder: „Der Geist ist willig, aber das Fleisch ist schwach". Das stimmt nicht ganz. Wenn der Geist willig ist, wird ihm das Fleisch gehorchen. Der Geist ist der wahre Initiator. Es ist eine Ausrede für die Laster, die die Menschen befallen haben. Das Fleisch ist letztendlich nicht maßgeblich, denn es zeigt nur die Resultate des Geistes".

„Außerdem möchte ich euch eindringlich bitten, davon Abstand zu nehmen, Geistheilen lehren und lernen zu wollen. Liebe kann man nicht erlernen. Sie muss den Geist lenken und mit seiner Bestimmung verbinden. Geistheilung muss wachsen als Muster eines uralten Wissens im Sinne der Lebensaufgabe. Auch ich musste damals viel Geduld aufbringen. Ich habe viele Anwärter wieder ziehen lassen müssen, die über ihre Begrenzungen nicht hinauskamen. Genauso viele habe ich erlebt, die zwar Heilung suchten, aber nicht bereit waren, ihren Geist und seine Heilung vor die physische Heilung zu stellen. Wie Jesus schon sagte: „Nur wer geheilt werden will, darf meine Hilfe erwarten".

Thema des Samstagvormittags: „Der innere Kritiker"

Wir kritisieren rundum, aber letztlich kommt alles wieder zurück, dann aber nicht einfach sondern gleich dreifach. Wenn wir uns die Muster der Kritiker ansehen, dann haben wir das Gefühl, wir werden ständig kritisiert. Wir haben Angst, kritisiert zu werden. Wir können das nicht mehr hören. Haben das Gefühl, die anderen Leute sind nicht nett zu uns. Wenn wir aber uns dieses Musters bewusstwerden, dann ist dies nichts anderes als unser Spiegelbild. Die anderen können wir nicht ändern. Aber wir haben die Macht diese Muster durch uns selber zu ändern. Es kommt auf den Umgang mit dem inneren Kritiker an: Wenn man die Kritik anhört und dann anschaut, was kritisiert wird, bewirkt das dann meist eine Änderung in uns. Denn ich habe ja selbst die Themen der Kritik geliefert und Umstände zugelassen, dass es zur Kritik kam.

Peters Ziel ist, dass wir am Ende des Kurses so weit sind, dass wir unseren schlimmsten Kritiker (den inneren) zu unserem besten Freund gemacht haben.

Er hat für diesen Kurs einen Rap gedichtet und einen Song daraus gemacht, den wir gemeinsam üben werden. Einen weiteren Song hat er auch geschaffen. Den werden wir am Nachmittag üben. Schließlich setzt er eine bedingungslose Liebe aller Teilnehmer zueinander als Vertrauensbasis voraus. Sodass alles diskret bleibt und nichts diesen Raum verlässt, alles ist vertraulich.

In der Rückschau haben wir viele hervorragende Dinge gesät (Seeds of brilliance) und man erlaubt sich nicht, diese Fähigkeiten anzusehen. Peters Familie ist durchaus schriftstellerisch begabt. Der innere Kritiker hat ihn daher bisher auf diesem Gebiet gestoppt. Als er nun die Songs schrieb, hatte er so viel Spaß daran, dass er überrascht war, welche Love-affaire er dem Schreiben entgegenbringen konnte.

Und woher kommt das: Von der Familie, der Gesellschaft, der Religion und dergleichen werden wir dazu gemacht: Wie schlecht können wir uns machen, um gut zu sein?

Er bemüht nun zum Verständnis die **Entwicklung** vom Baby bis zum erwachsenen Menschen.

Beim Baby sind wir entzückt von fast allen Lebensregungen, ausgenommen das Geschrei. Wenn es hinfällt, wenn es zu gehen anfängt, wird alles gelobt.

Aber schon beim Kleinkind ändert sich das dann schlagartig, wenn die Eltern gelesen haben, es müsse ja mit 18 Monaten schon ohne hinfallen gehen können. Dann die quälenden Fragen: Warum kannst du nicht das, tu das, tu das nicht, usw.

Da stehen nun Willen gegen Willen, der **Machtkampf** beginnt. Die Eltern zeigen in diesem Machtkampf ihre stärksten Werkzeuge: Sie erzeugen Schuld- und Schamgefühle. Diese werden dann von der Gesellschaft, der Religion, der Schule übernommen, um zu kontrollieren.

Und wir wachsen damit heran und tun dann als Erwachsene dasselbe. Er bringt das Beispiel, dass er nun als Erwachsener, Kredit aufnehmen, einen Auto-Crash haben und betrunken sein kann. Du kontrollierst dich, denn du hast gelernt dich so schlecht zu machen, dass dies nicht passiert. Aber wir müssen nicht so weit zu Boden fallen, um sich wieder zu erheben. Einwand: wenn einem so was zustößt in der Schweiz, meint die Sandra aus Aarau (litt an Bulimie), dann kann man sich nicht mehr erheben, dann ist man ein Sozialfall.

Peter: Die **Schweiz ist seiner Meinung nach das stärkst kontrollierte Land**. Ihr müsst sehr starke Menschen sein. Ergänzung einer Dame: Angeblich inkarnieren hier nur sehr alte Seelen, die diesen Druck standhalten.

Der andere Weg ist der aus dem Herzen, um sich wieder aufzurichten. Denn jede Seele möchte frei sein, sie will sich daher selbst befreien und der **Weg** geht übers Herz, nicht über den Kopf. Denn Liebe ist nicht programmiert. So wie wir dem Baby mit dem Herz, dem Gefühl begegnen. Wer nicht daran glaubt, sich selbst befreien zu können, der möge doch gehen. Denn für ihn ist das nur Zeitverschwendung, sitzen zu bleiben.

An wen geben wir denn die Macht ab? Wir gehen davon aus, dass wir Licht von oben erhalten, das uns nährt. Wenn wir aber durch unsere negativen Blockaden das Licht nicht erhalten, wohin geht es denn? Da jedes Wesen Energie atmet und diese Energie von irgendwo herholen muss, holen sich die Wesen, die Gott verneinen, ihre Energie nicht von Gott, sondern saugen sie von den Blockierten ab. Leute, die euch kritisieren, nehmen das Licht von euch, weil sie selber kein göttliches erhalten und ihr negativ denkt. Und da liegt dann ein kleines Geheimnis: Weil euch dann das Negative, der Hass, die Scham und die Schuld so drückt, beginnt ihr auch bei anderen die Energie zu suchen. Und damit füttert ihr diesen chaotischen Energiekreislauf. In eurer defizitären Position habt ihr zu wenig Energie und müsst daher etwas unternehmen. Zum Verständnis führt er vor, wie sich der Negativist benimmt. Diese Dramatik war der neben mir sitzenden Sandra aus Aarau zu viel. Sie verlässt den Raum. Gott sei Dank ist inzwischen die Sandra aus Zürich gekommen, sie war schon letztes Wochenende mit dabei.

Die negative Energiemaschine funktioniert so: In der Früh stehe ich ganz down auf. Dann kritisiere ich andere heftig. So komme ich in Fahrt und so beziehe ich aus der negativen Ebene die mir fehlende Energie.

In der anschließenden Meditation beginnen wir mit tiefer Bauchatmung, wollen tief ins Herz vordringen. Wir beginnen mit dem Annehmen und Anschauen des negativen Zyklus. Liebevoll mit sich selber umgehen wie die Eltern mit dem Baby. Den Kritiker wie einen Spiegel anschauen, ihm wie einem Freund begegnen. Sich selber frei fühlen, unabhängig vom Kritiker.

Dann stellt Peter den **Song** vor, bildet mehrere Gruppen und so proben wir: Der Kritisierte, die Kritiker (You think Iàm gonna bring you down) dann das Rap-Motiv: Ra da da da dat. Dann der innere Kritiker. Dazwischen der Engel.

Taming the inner Critic:

Die Grafik dazu stammt von seiner Frau, der es sehr leid tu,t nicht heute hier sein zu können. Jeder hat den inneren Kritiker. Er dient uns als vitale Funktion in der Entwicklung der Seele und der Persönlichkeit. Wir werden ihn nicht los. Die Frage ist nur, will er uns bändigen oder werden wir ihn bändigen, wie es die Grafik zeigt. Der innere Kritiker ist lebenswichtig. Wenn wir ihn zum Freund machen, dann haben wir in ihm einen Freund fürs ganze Leben. Es ist klar, dass wir ihn bändigen werden, weil er ja nicht verschwinden kann.

Dann eine Auflistung bekannter **Themen** des inneren Kritikers: Du bis nicht gut genug, nichts wert, nicht schön genug usw. Wenn wir das nach der Methode Karotte und Stock (ich würde sagen: Zuckerbrot und Peitsche) nach außen projizieren, dann werden wir langsam geizig etc.

Das Wortspiel Adult: wir werden Erwachsen. Auseinander geschrieben, heißt A-dult, eine ignorante Person. Dazu werden wir gemacht durch die auf **Angst** basierenden Erfolgs-Strategien. Das Verhalten wird beherrscht durch Scham, Schuld, Verurteilung und Isolation (geh in dein Zimmer). Wir tragen diese Angst auch nach dem Tod weiter und sind am Weg ins Licht gegenüber astralen

Wesenheiten verletzlich, wiederholen das Karma, es sei denn wir können es im Leben noch ändern. Sonst wiederholen wir alles wieder nach der Wiedergeburt, auch noch nach 20 Leben. Und jedes Mal bleiben Seelenfragmente zurück, die inzwischen schon ein ganzes Stadion füllen. Vielleicht stelle ich mich dann den Fragen: Was brauche ich? Was steckt hinter meinem Verhalten? Was soll ich mir geben? Was habe ich nicht erhalten?

Der innere Kritiker meldet sich in versteckter Weise: Als Lehrer, der schlechte Noten gab, als Eltern, die nicht einverstanden waren, als Priester, der mich zur Hölle schickte.

Wie ziehe ich dem Kritiker seine Verkleidung weg? Ich nähere mich ihm. Frage ihn, was brauchst du? Dann sprudelt die Kritik heraus. Wichtig ist, dass man ihm zuhört, worum es geht. Darin sieht der andere, dass dies Liebe ist. Danke ich dann für diese Mitteilungen und sage noch: Was brauchst Du, so stelle ich das Zeugnis einer tiefen Verbundenheit her. Tränen sind dann meist die Folge. Und wir werden bessere und tiefer verbundene Freunde.

Das Geschenk das ich erhalte: Einige Wahrheiten sind in den Kritiken. Dadurch, dass ich sie jetzt sehe und erkenne, kann ich mich ändern. Die tiefere Verbindung lässt die Seele wachsen, bewirkt mehr Weisheit.

Wir gehen mit dieser Methode ins Herz. Das ist die Fähigkeit, sich mit jemandem zu verbinden. Denn Liebe ist das Verbundenheitsgefühl. Wie kann man es sich leisten, mit dem inneren Kritiker freundschaftlich verbunden zu bleiben? Ich entlarve ihn. Ich sage: Du bist mein alter Lehrer, mein Vater und ich bleibe mit Dir verbunden. Sage mir, was du brauchst. Ich brauche dann nicht, einen Teil der Seele abzuspalten. Die Kinder schaffen das durch Freude.

Wie kann man eine schlechte alte Gewohnheit transformieren?

Verurteile nicht. Der innere Kritiker verkleidet sich mit einem Mantel, der die Energie entzieht. Daher sage zu ihm: Ungeachtet wie du dich gibst, du bist mein Freund und bleibst dies auch als innerer Kritiker. Da schlüpft aus einem Ärmel das weiße Kaninchen. Da sage ich, finde Dein Bedürfnis. Was brauchst du, aber was brauche auch ich. Der innere Kritiker hat nun deine Aufmerksamkeit erhalten. Und nun kannst Du auch Deine Bedürfnisse stillen. Ich muss nicht mehr sagen, wenn ich hübsch wäre, wenn ich genug Geld hätte, wäre ich sicher. Alles was du brauchst, ist die Liebe. Das Geheimnis liegt im Herzen. Ohne unseren inneren Kritiker finden wir schwer zu unseren wahren Bedürfnissen und wie wir sie befriedigen können. Seine Verkleidung ist nur Programm. Er kann aber auch ohne Verkleidung einem begegnen. Die innere Stimme zeigt uns dann, was wir brauchen.

Wen innerer Kritiker ein Freund geworden ist, kann man mit dem Partner das Bedürfnis finden. Wenn das mit diesem Partner nicht möglich ist, lehrt er einem, sich vom Partner zu trennen. So ist das Beziehungsworkshop positiv.

Das Ende des Vormittags wird mit der Meditation und dem Song beschlossen. Du bist Dein Engel, Du bist Dein Gott. Arbeitsende des Schreibens am Computer wieder Mitternacht.

Das Nachmittags-Thema: Das innere Doppel

Darstellung des Doppels anhand eines Körpersymbols. Auf dem Kopf ein Herzsymbol, dort sitzen auf jeden Herzhügel eine Figur. Sie sehen voneinander weg. Das Körpersymbol des inneren Doppels ist durch eine punktierte Linie in der Mitte vom Scheitel bis zur Sohle geteilt. Rechte Seite ist männlich, linke Seite ist weiblich.

Darunter die Feststellung: Die äußere Beziehung reflektiert unser inneres Paar. Zunächst kommt Peter auf seine Familie zu sprechen, wie es da mit dem Doppel ausgesehen hat. Dort hatte er das Gefühl mitgekriegt, man geht ins Leben mit der männlichen Energie. Er hatte einen wunderbaren Vater. Als Peter ihm einmal sein tiefes Gefühl mitteilen wollte, meinte der Vater: Sohn, hast Du einen Psychiater gesehen?

Denn das Weibliche, die Gefühlsseite, wurde immer verdrängt. Sein Vater hatte zwei Unfälle, beide von links. Der zweite, als ihn von links ein LKW rammte, war tödlich. Der Vater konnte sich nicht zum Weiblichen, zur linken Seite, hinwenden. Peter denkt, er kam in diese Familie, um zu sehen, wie es auch ohne dem Weiblichen geht. Und es fehlt ihm auch: als Therapeut muss er immer noch seine weibliche Seite integrieren.

Dann die Vorstellungsrunde. Ein Teil der Vormittagsteilnehmer sind geblieben. Wir sind ein äußeres Paar. Es unterscheidet sich nicht von unserem inneren Paar. Alles, was wir außen lernen, geben wir gleich in die innere Beziehung. Wer kann sagen, ich bin tief verheiratet mit der anderen Seite?

Peter stellt bei sich fest, dass er zwar tief mit seinem Selbst verbunden ist und das Gefühl hat, komplett zu sein. Aber wenn er sich auf die Realität bezieht, er ist ja schon 6 Wochen allein unterwegs, dann erkennt er ein dünnes Gefühl beim inneren Selbst. Das Gefühl der physischen Partnerschaft, ein großes Geschenk, fehlt da einfach. Stellt euch auch euren Partner in euch vor. Ist er nicht so nah, so ist er nicht so verheiratet. Du bist Frau im Körper, aber der innere Mann fehlt Dir.

Wir proben das zweite **Lied**, das gestern Peter geschrieben und komponiert hat. Es war eine Eingabe der Engel. Er konnte fast nicht so schnell schreiben, wie es kam. Das Innere 3, wie Gott, drei in eins. Gott hat sich selbst verheiratet. Du hast die Fähigkeit, Dich selbst zu verheiraten, weil Du als Mikrokosmos eine Ausgabe von

Gott bist. So wird es möglich. Das Lied heißt: The inner World of me.

Die Liebe ist aber nicht nur ein Gefühl. Im Leben besteht Dualität, aber wir streben die Einheit an, die Trinität. Machtvoll erstreben wir daher den anderen. Finden wir ihn, ist es als seien wir im Himmel. Wenn wir zur Einheit finden, kann das aber auch manchmal schmerzhaft sein, man weint dann.

Das innere Paar kann sich aber auch dem Gleichgewicht verlieren. Wir wissen, wenn wir mit dem anderen verbunden sind, könnte es aber auch wieder zur Trennung kommen. Aus Angst vor dieser Verletzlichkeit ziehen wir uns zurück. So kann uns nichts passieren. So können wir uns am besten schützen.

Elena wird uns dafür ein Beispiel geben. Zuvor aber die Darstellung seines

Auraplanes,

den ihm die Engel in einer Spontanvision gezeigt haben. Es geschah als die mit einem Klienten arbeiteten, von dem sie erst später erfuhren, dass er Astrologe war. Er ließ das Bild des Auraplanes von seiner Frau auf Anweisung der Engel in 5 Minuten anfertigen. Das Bild zeigt, wie Sonne Mond und die Planeten um den Körper herum angeordnet sind. Für ihn ist dies heute wie Brot mit Butter. Im heutigen Seminarteil werden wir jedoch nur das Doppel von Sonne und Mond näher kennen lernen. Üblicherweise ist die Sonne der rechten, der männlichen und die Mondsichel der linken, der weiblichen Seite zugehörig.

Beispielfall Elena:

Nach der Erlaubnisfrage sieht er in ihrem Aurafeld über ihrer rechten Seite den Mond und die Sonne über der linken. Das ist umgekehrt zur Norm. Beim Körpertest ergibt sich, dass die linke Seite steifer ist. Und das entspricht auch ihrem bisherigen Wesen. Sie hat eine gute Antenne für andere Menschen. In ihrer inneren Welt fehlt aber die Frau, die nun auf der Sonnenseite, der männlichen einspringen musste. In ihrem Energiefeld bleiben fast alle Probleme der anderen hängen. Wie Staubsauger saugen ihr die anderen Menschen ihre Energien ab. Das kostet ihr zu viel Kraft. Frauen mit dem Mond in der äußeren Position (Sonnenstelle, rechts) sind daher müde.

Um zu heilen, wird man wohl verstehen müssen, warum das so ist. Es fehlt die männliche Energie auf der rechten Seite, wie das fehlende Sonnensymbol anzeigt. So bittet sie daher die Engel, zuerst den Mond auf die richtige Seite zu bringen, als auf ihre linke. So sei es. Und der Körpertest zeigt nun: links ist nun alles in Ordnung (vorher steifer), nun ist aber der rechte Teil steifer.

Die Sonne ist auf der linken Seite geblieben. Es fehlt daher auf der rechten Seite der innere Mann, der ihr Schutz und Stärke geben soll. Denn die Sonne in dir ist die eigene Quelle, ist Gott.

Daher: wenn dies wahr ist, und es ist in Gottes Wille und zum besten von Elena, dann bitte die Engel die Sonne auf die richtige Seite zu transformieren. So sei es. Körpeertest zeigt: Alles ist nun normal beweglich und Elena ist glücklich.

Bleibt das nun, war die Publikumsfrage? Peter: Ja. Denn sie sieht nun, was sie tut in Zukunft. Das Geben (rechts) und Nehmen (links) sind in Balance.

Notwendigkeit des inneren Paares:

Wie der Fall Elena eindeutig bewiesen hat, brauchen wir zu unserer Gesundheit das innere Paar, das zueinander eine gute und ausgewogene Beziehung haben muss.

Schaut euch nun an, wie es sich anfühlt, wenn ihr sagt: ich liebe meine andere Hälfte. Und ein weiteres: Lädst Du mich ein, sage ich zu mir, meine andere Hälfte zu umarmen. Fühlt nun in euch hinein, welche der beiden Seiten hat nun die Erlaubnis gegeben. Wer ist nun der Stärkere? Der fragt oder der gefragt wird?

Peter: es ist immer derjenige, der befragt wurde. Oberflächlich würde man meinen, es sei der fragende. Im Fall Helena wurde die Königin (Mond) auf die Seite des Königs transferiert. Da musste dann die Königinnenseite schwächer werden. Tatsächlich hatte daher auch die linke Körperseite weniger Energie und war steifer. Weiter gilt: Der Arrogante von beiden Seiten ist auch immer der Schwächere. Denn Arroganz versteckt die Schwäche.

Bei der inneren Partnerarbeit kommt es nun darauf an, dass man sich mir Respekt und Liebe begegnet. Wir beginnen damit, dass wir uns vorstellen, mit dem anderen Teil, den wir lieben und achten, im Leben voranschreiten werden. Dann versuchen wir jetzt in der Vorstellung auf diese andere Seite zu gehen und der andere Teil zu sein. Wir sehen dann das andere Wesen mit seiner Arroganz mit der gleichen Liebe an und machen ihm klar, dass wir ebenbürtig sind. Keiner hat einen Anlass, sich kleiner zu machen, wir sind ja ebenbürtig.

Und da fragen wir uns, ob das nur Funktionen unseres eigenen androgynen Wesens sind. Die Funktionen des Gebens und Nehmens werden von dem eigentlichen wesen ausgelöst. Und wenn wir dieses Wesen in uns finden wollen, dann werden wir unsere Seele finden, weil in ihr beides, Mann und Frau, enthalten ist. Und wo wohnt nun dieses wesen? Ironischer Weise mehr auf der Seite, die wir als die Schwächere nennen würden. Fühlt euch nun dort hinein und fragt euch: Was würde nun geschehen, wenn sich beide Seiten ehren und ihr Selbst das ändert. Wenn keine Seite mehr als schwach identifiziert, sondern nur als Funktion gesehen wird, wird das Energiefeld sich spontan integrieren.

Wir ehren die eine Funktion innerhalb ihrer Funktion als die männliche und die andere ebenfalls innerhalb ihrer Funktion als die weibliche selbst. Identifizieren wir uns damit und ehren wir uns selbst für diese Funktionen. Jetzt führen wir uns dann in unser

Zentrum hinein. Wir finden das zentrale Wesen und führen es in das Körperzentrum hinein. Durch die Wertschätzung eurer selbst und der beiden Funktionen bemerken wir, wie sich unser Zentralbewusstsein sich über den Zentralkörper bewegt. Das ist Liebe. Das innere Paar versteht einander. Sie kommen in gute gegenseitige Beziehungen. Das erlaubt es mir als Seelenwesen mit Seele und Geist in meiner Mitte zu bleiben. Nach dieser Übung führt Peter bei Maya den Körpertest durch. Sie war zentriert. So sollte idealerweise der Lebensbaum sein. Das Geheimnis ist der Seitenrespekt, das ist Liebe. Die Sonne ist dann genau im Körperzentrum, in der Körpermitte. Und ich bin der „Ich Bin".

Wenn ich mich selbst zentriere, habe ich, was ich habe, bin ich was ich bin, bin Körper, Seele, Gott. Liebe und Respekt führen dazu: Ich ehre mich selbst, ich ehre Dich (Du starker Mann, Du starke Frau, Du starkes Wesen).

Umgekehrt offenbart physische Asymmetrie die innere Energie. Wenn verschoben, dann gilt: Ich bin, weil ich habe und ich bin, weil ich gebe. Als Beispiel zeigt Peter ein asymmetrisches Gesichtsbild.

Lebensbaum: Body, Seele, Geist, Gott

Ist der Lebensbaum in der Mitte dann sind vier Punkte auf der mittleren Achse: Unten bei den Füssen die Körperlichkeit, in der Mitte die Seele oben der Geist. Im Solar Plexus werden die beiden „Herzen" (unteres oder weibliches beim Kreuzbein und oberes männliches beim richtigen Herzen) in der Einheit des Wesens ausbalanciert. Das bedeutet mich in der inneren Welt. Denn oben ist Gott, ganz unten ist Körper und die Wesenheit im Solar Plexus zentriert. Die bedingungslose wesenheit ist dann weder ein Tuer noch ein Erhalter. Das sind nur mehr die Funktionen um die Wesenheit herum und ich besitze die Herzfunktionen wie Mann und Frau.

Ist die Verbindung vom oberen Herz zum unteren Herz in Liebe durch den Solar Plexus gegeben, dann ist auch dort das Sein, der ich bin der „Ich Bin". Von dieser integrierenden Liebe aus strahle ich das wärmende Licht aus zu den funktionalen Seiten (männliche-weibliche). Geht zu eurer Mitte, zum Solar Plexus, dort ist Gott.

Dann Dank an die Engel, Dank an Gott.

Die Einheitsenergie:

Die Einheits- oder Fusionsenergie, auch Kind-energie erwachsen aus den drei Kreuzen im Körper, und zwar im unteren Herz beim Kreuzbein, im oberen Herz und beim Solarplexus. Integrieren wir diese Energien, integrieren wir die Liebe. Wir bleiben dort mit dem Atem in voller Aufmerksamkeit. Diese Kreuzenergie wächst und löst in der Körpermitte die Fusionsenergie aus, die ich als Kindenergie mit Bewusstsein schicken kann.

Ende der Schreibarbeit Sonntag 23 Uhr 50.

Sonntag, 25. 11. 2007 Seminarende und Ankündigung der Bretagne vom 6. bis 11.4.2008

Bei der Vorstellungsrunde geht Peter direkt auf Sachthemen ein:

Zweifel an der Wirksamkeit:

Alles was wir erhalten, sollen wir als Geschenk annehmen. Am Dank haben die Engel Freude. Es ist eine Vertrauenssache.

Energie beim Herz:

Es bestehen Verbindungen zwischen Brustbein und der Wirbelsäule, dem Zwerchfell sowie über die Arterien zum Kopf. Die Öffnung manifestiert sich beim Herz als Schmerz, wenn sich die Energie ausdehnt. Sind die Schutzblockaden beseitigt, fließt die Energie auch durch die Engstellen. Dort Druck und Schmerz.

Symbole spüren:

Die Aura sehen ist Voraussetzung. Gegenstand des ersten Kurses. Kopf geht so herum. Wenn Kopf nun so zu einer bestimmten Körperstelle geht, dann frage ich, gehört dies zur Person oder nicht. Das sind die Kernbewegungen, wenn man wohin geführt wird.

Eingeklemmter Nerv, Ausstrahlung im Arm:

Ein Thema für die Selbstheilung. Viele so geheilt: Licht oben vorstellen. Licht wirkt wie Magnet. Es zieht den Körper hinauf. Fällt die Lichtquelle herunter, drückt es herab. Licht kann herunterfallen. Dann mit den Engeln zentrieren und nach oben heben. Das Symbol für das göttliche Licht geht hinauf, der Körper ist verändert.

Arbeit mit den eigenen Engeln, Sprache, Tiere:

Wir arbeiten immer mit unseren eigenen Engeln. Aber die Informationen kommen von den anderen. Es ist daher wichtig auch den Klienten über sein Bewusstsein, seine Symbole und die Bedeutung der Blockaden informieren. Sie sollen auch das Licht sehen. Die Zeichnungen vom Gesehenen sind sehr wichtig. Bei Fremdsprachen sollte man mit Dolmetscher arbeiten, um mit Klienten zu kommunizieren. Aber die Behandlung wirkt auch ohne sprachliche Kommunikation, wenn man mit Kindern (denen erkläre ich nicht den Mars, sondern nur was erforderlich ihn ihrer eigenen Sprache) oder mit Tieren, Hunde Katzen, Pferde arbeite.

Heilenergie zieht Tiere an und sie danken:

Katzen schmiegen sich an den Heiler an. Ein wildes Pferd, zu dem sich auch die Betreuer nicht hinein trauten, zeigte ihm für die Heilung so Dank: Verbeugte sich, schaute ihm in die Augen, legte seinen Kopf auf Peters Baum und wieherte sanft und zufrieden. Er hatte dieses Pferd von einer fremden Wesenheit befreit, das es so wild gemacht hatte. Ein Hund, der sein rechtes Bein mehr nachgeschleift hatte, war in zwei Minuten geheilt. Vor lauter Freude hüpfte er immer wieder auf und nieder.

Darf ich ein Medium heilen?

Ein Medium sagte zu Elena, man dürfe kein Medium heilen. Peter: das war falsch. Mann heilt ja auch Freunde und Partner, aber auch sich selbst bei der Selbstheilung. Auch dort funktioniert es.

Peters tägliche Selbstheilung:

Bitte an die Engel nach vorheriger Verbindung mit der eigenen Quelle: Nehmt von mir, was nicht zu mir gehört und gebt wieder zu mir, was zu mir gehört, dann noch: gebt mir einen guten Schlaf.

Erhaltung der eigenen physischen Gesundheit:

Für die Stimulation des eigenen Körpers, des eigenen Energiefeldes nimmt er sich täglich eine Stunde Zeit. Er wird es nachmittags vorführen. Wichtig wenn eine Krankheit im Anzug ist. Also heilt euch selber, aber auch andere.

Kann ich auch Mudras zum Erkennen planetarischer Energie einsetzen?

Ja, wenn es funktioniert, dann schreibt mir es, so Peter. Denn nur die Grundidee will er nicht ändern:

Die ist das einladen, der Respekt vor Engel und Gott, so Gott will, Respekt vor der Zerbrechlichkeit, Führung durch die Engel, Invokation, verbinden mit der Quelle, und nie ohne Erlaubnis – wenn möglich (Ausnahme Tiere) – arbeiten.

Aber Symbole kann man ändern, erweitern, daher auch Mudras, wenn sie funktionieren. Peter hat auch eine Menge von Intuition, viele Bilder im Kopf, sie manches wie ein Video. Sein Körper ist mit dem Energiesystem des Klienten-körpers verbunden. Einsetzen: Jeder kann nach seinem Geschmack einsetzen: Hören, Fühlen, Sehen oder Intuition.

Fernheilung:

Körperresonanzen entstehen auch bei Fernheilungen, wie z.B. mit seiner Schwiegermutter. Als er ihr Problem mit der Gallenblase löste, reagierte auch seine eigene Gallenblase. Zwanzigmal gurgelte der Gallenabfluss in seinem Bauch. Er nahm diese Geräusche mit Tonband auf. Dabei heilte er das „She“ in seinem Körper

Invokation und Intuition:

Wer sehr sensitiv ist, spürt meistens schon etwas, bevor er sich mit den Engeln verbindet. Man dringt ja in die Privatsphäre ein. Daher immer erst nach der Einladungsbitte sich mit der Quelle und den Engeln verbinden. Darf ich mit Dir arbeiten. Erlaubst Du mir, mich mit Deiner Quelle zu verbinden. Nie arbeitet er aber mit Toten. Denn er will nur mit der Quelle eines lebenden und den Engeln arbeiten. Denn nur wenn er mit der Quelle arbeitet, erhält er spezielle

Informationen. Und diese sind meistens anders als die Hinweise seiner vorherigen Intuition.

Vorher Arbeit mit Intuition und die Folgen:

Damals glaubte er, dass er durch seine Intuition so eine Verbindung mit dem Klienten hergestellt hatte. Daraus resultierten aber schwerwiegende Probleme: Er hatte dabei die Grenzen verloren: Welcher Klient ist nun energetisch in mir? Besonders Klientinnen spürten ihn noch zu Haus in ihren Körper. Sie sagte, er fühle sich näher als der Ehemann an. Das konnte er erst abstellen, als er die Methode der Einstimmung über die höhere Quelle einführte. Er lernte daraus. Eine schwere Krise war die Folge, eine Autoimmunkrise (er hatte zu viel Fremdbewusstsein in seinem Körper aufgenommen. Der Körper wehrte sich so. Jedes Mal bei der alten Methode dasselbe Gefühl. Er hätte das Ganze Leben wegen der Autoimmunkrankheit Kortison nehmen sollen.

Heute ist die Grenze ganz sicher. Leute fühlen ihn nicht mehr als Liebhaber. Seit seiner Engelarbeit verschwanden diese Probleme. Es ist nun die Bewusstheit: er weiß, mit wem er sich verbindet.

Nach der Pause Meditation:

Mit Quelle verbinden, Mit Engel Symbole nachzeichnen: Kreis, Quadrat, Dreieck, größere, dann mit 3. Auge Körper zeichnen, Hände auf Körperschwachstelle (ich auf das Phantom, Energie hinschicken, mit Lächeln Energie verstärken, sehe blaue Farbe, sehe Wasser). Negative Energien hinauf zur Quelle, ins Licht, also die Schmerzblockaden.

Energiezufuhr durch Energieatmen:

Dazu wenden wir ein Ancient Mudra an. Hände mit den Fingerspitzen zusammen. Vorher die Hände reiben. Das so entstehende pulsierende Gefühl, das über dem Kopf am leichtesten zu spüren ist. Wenn ich aber dabei zu viel Energie atme (Epaks in/out), kann es zu Kopfschmerzen führen. Jedenfalls strömt die Energie auch in die Aura über. (Cranio-Sakrale Bewegung).

Ein ähnlicher Vorgang entsteht, wenn wir das Mudra vor der Brust beim Ein- und Ausatmen der Luft mit der Energie synchronisieren. Beachte die Armbewegung: Heben und Senken gehen parallel zur Atmung.

Die Energie dorthin lenken, wo sie der Körper braucht, und zwar mit einem Lächeln (stärkt Energie).

Mit Anatomiebuch für Organ zeichnen und heilen:

Mit dem Klienten den Sitz des Problems anhand des Anatomiebuches erörtern. Liegt das Thema beispielsweise im Bauch, wie bei Peter durch den Schweizer Käse nach der Fastenkur, kann man auch als Heiler über den Anatomieatlas drüberfahren und auch so energetisch das Organ heilen. Heilend wirkt auch das Zeichnen der Organe.

Dickdarm-Dünndarmprobleme:

Bei den meisten Leuten lokalisiert sich das Problem dort, wo der Dickdarm links nach unten den Bogen macht. Es erscheint ein Colon-Symbol. Ein Ahnen-Problem (meist aber Vater/Mutter) liegt vor.

Im Verdauungsprozess stehen wir vor dem Ende dieses Vorganges. Normal sollte das Wasser zurückgehalten, der Rest aber ausgeschieden werden. Verstopfung bedeutet: kann mich nicht entscheiden, halte daher alles zurück, ich kann diese alten Dinge nicht gehen lassen. Beim Durchfall ist das Gegenteil der Fall. Ich muss alles gehen lassen. Ich kann überhaupt nichts aus der eigenen Lebensgeschichte aufnehmen.

Das Energie-Lächeln (Smile-Energy):

Mundwinkeln beim Lächeln nach oben: Körperenergie nimmt zu, umgekehrt nimmt sie ab. Ist schon das Lächeln in der Außenwelt bedeutsam, so ist sie für die Innenwelt am wichtigsten. So verstärken wir die Energie, die wir innen wohin strahlen.

Das Lebenskraft-Atmen:

Dieses Energie-Atmen koordinieren wir mit der Lungenatmung. Wir stellen uns dabei vor, wir haben einen größeren Ball mit beiden Armen vor der Brust zu umfangen. Die Energiequellen befinden sich unten und oben. Die Erdenergie fließt daher hinauf, die göttliche herunter. Der Körper reagiert daher mit den Armen so, wie eine Pumpe: bewegen sie sich auswärts und öffnen beim Einatmen sowie einwärts und schließen beim Einatmen. Wir beschleunigen dann den Energiefluss von links nach rechts rund um den imaginären Ball und schicken dann diese Energie zu den Problemzonen. Jedes Organ hat eine spezifische Reaktion, hat ein eigenes pulsierendes Muster. Die Niere geht auf und nieder, beim Hereinrollen geht sie hinauf, zur Mitte und rollt dann aus und hinunter. Die Leber pulsiert so, als ob sie sich um ein Achsenkreuz hintereinander bewegen wollte. Dieses Pulsieren kann eingeschränkt sein.

Blockaden der Körperstruktur haben Ursache in Blockaden der inneren Organe:

Zur Demonstration bittet er den Schulter-Schmerz-Teilnehmer, die Leber ertasten zu lassen. Er legt seine Hände am Ort der Leber drauf. Die Teilenehmer können anhand der Handbewegungen Peters auf die Leberbewegung schließen. Seine Feststellung: Die mangelnde Bewegung der Leber muss auch ihre Auswirkung in der Beweglichkeit des Oberkörpers zeigen. Tatsächlich ist die

Drehung des Oberkörpers nach rechts normal, nach links jedoch stark eingeschränkt.

Es verhält sich so wie ein Hauptkonto bei der Bank (Metapher für die inneren Organe) zu den Nebensparbüchern (Metapher für das Körpergerüst). Wird zu viel vom Hauptkonto abgehoben oder es erhält zu wenig (Licht, Energie), versucht man diesen Mangel durch die Nebensparbücher zu kompensieren und entleert auch diese. Die Hauptorgane holen sich, wenn ihre Energie selbst aufgebracht ist, diese Energie von der Körperstruktur, den Armen, Beinen etc.
Nachmittags:

Die Lebensmitte, der Solar Plexus und Peter als männlicher Lehrer:

Für Michelle ist es eine neue Erfahrung, von einem Mann unterrichtet zu werden, bisher waren es nur Frauen. Peter: Sein Lehren: Ich sage, wie ich es mache. Seine beste Methode ist das Erspüren, das Erfühlen, die plötzlichen Einflüsse auf seinen Körper. Das sind die weiblichen Qualitäten. Dabei ist er sich bewusst, dass er als Mann lehrt und seine weiblichen und männlichen Qualitäten in sich, in seiner Mitte und in der Mitte des Lebensbaumes, im Solar Plexus, integrieren muss. Das Integrieren ist dann ein Geschenk an uns. Er hat auch Solar Plexus Heilungen gemacht, aber dabei ist er etwas unsicher. Er ist vertraut mit der Arbeit mit dem Herz eher als mit dem Bauchgefühl. Bei der Verbindung von Herz zu Herz erfährt er über die Engel, du hast mich richtig verstanden. Denn im Herz sind Mann/Frau in Liebe miteinander intergiert. Und bei der Anrufung der Engel mit der Frage, geht es dann Pah und die Antwort ist da.

Seine Gesundheitsstrategie:

Er hat dafür drei Säulen. Das eine ist eine Stunde marschieren, nicht Jogging, sowie das Energieatmen. Und dann die

Meridianbehandlung, die er uns vorführt. Dazu benützt er einen Rubber-Ball mit Handle (Stiel). Diesen erhält man in den USA in jedem Akkupunkturgeschäft. Er klopft damit alle Akkupunkturpunkte der einzelnen Meridiane ab. Lunge, Pericard, Dünndarm, Dickdarm, 3-fach Erwärmer, Magen, Gallenblase, Blase, Niere, Milz, Leber, Governer. Als wichtigsten Punkt sieht es das Perineum an. Zwischen den Beinen, zwischen After und Vagina. Desgleichen gibt es an den verschiedenen Körperstellen und Meridianen besondere Vitalpunkt. Sie werden gesondert stimuliert durch Akkupressur. In den Meridianen fließt die Energie, sie ist täglich zu aktivieren. Anleitung aus einem Akkupunktur-Buch. Dann das Klopfen mit der Haarbürste auf die Haut. Das treibt dort die Giftstoffe hinaus.

Schließlich das **Energie-Atmen** mit dem visualisierten **Energieball**. 20 Minuten die Lungenatmung mit der Energieatmung koordinieren. Die dort um den Ball herum aufgebaute Energie ganz gezielt in die Problemzonen des Körpers schicken. Das ist besser als das Jogging, auch eine Überzeugung der Chinesen.

Geist eines Toten in der Aura:

Diese Seele ist mit Ärger beladen. Über die Aura geht dieser Ärger auf den eigenen Körper, dort auf die Leber. Die Leber wird müde. Der Ärger wird größer. Es bedarf nur mehr eines kurzen Antupfens und man explodiert. Die negative Energie nimmt die Lebensenergie weg. Auch Traurigkeit. Es gibt da viele Möglichkeiten. Jedenfalls muss man diese negativen Energien transformieren. Bei der Selbstheilung helfen hier die Meridianbehandlung, Energieatmung (Energie dorthin schicken, wo Organe Mangel haben) und die Engelheilung. Nehmt alles von mir, was nicht zu mir gehört, so sei es. Stelle mich dabei vor den Spiegel und mache so mit diesem Spiegeldoppel die Engelheilung mit mir selbst.

Das Engelschauen:

Dabei wird meist der Kopf so gedreht, dass er einen Kreis oder ein Oval nachzeichnet, manchmal auch Licht oder eine Art von Flügel. Wenn er jedoch Probleme hat, kann er Engel nicht schauen. Die Frequenzen differieren dann zu stark. Man muss auch die Absicht haben, die Engel zu sehen. Die Vorgehenseise ist wie bei den anderen energetischen Arbeiten gleich: Zuerst die Frage, lädst Du mich ein usw. Er hatte einmal das Glück, eine kleine Dame zu behandeln, bei der er auf beiden Seiten richtige Flügel aus dem Körper herauswachsen gesehen hat. Sie war auch engelsgleich gekleidet. Sie hatte eine Bluse mit Federn. In China sagt man: schau was der Mensch trägt. Diese Symbolik gibt über ihn Auskunft. Im konkreten Fall fragte er seine Engel vor Staunen: Ist dies ein Engel. Absolutely yes war ihre Antwort. Er meint, man hätte ihm schon oft gesagt, dass es so was gibt. Aber er glaubte es bis damals nicht. Die Anordnung der Engel überwiegend auf der linken Körperseite bei Nati sagt ihm, dass dort das körperliche Problem sitzt. Tatsächlich zeigen sich dort auch ihre Blockierungen. Die Engel bringen nämlich ihr Licht dorthin wo am wenigsten Licht ist. Als nächstes prüft daher Peter die Lage des energetischen Lebensbaumes. Zeigt mir wo Keter liegt. Er sollte über dem Kopf liegen, ist aber nach links verschoben. Der Lebensbaum ist daher auch nach links verschoben. So wie die Engel geht auch der Lebensbaum dorthin, wo weniger Licht ist, wo das tiefere Bedürfnis liegt. Im Gegensatz zu Mond und Sonne haben sie einen energetisch kompensierenden Aspekt. Wenn die schwache Seite geheilt ist, kommt der Lebensbaum spontan in die Mitte. Bei Nati zählte er 11 Engel. Von sich sagt er, dass er, seit er öffentlich auftritt, wesentlich mehr in seinem Aurafeld hat.
Übung des wechselseitigen Engelschauens und Berichte darüber, ehe wir zu den **Engelsymbolen** kommen:

Da sind die Achtersymbole in den fünf verschiedenen Ebenen. Dann das Schlangensymbol.

Das Ärger-Symbol: dieses ist ein von Hals über rechte Schulter an der Brust herabhängender Fleck. In dieser Position beeinflusst die Mars- und Saturn-Energie, beide Planeten sind über der rechten Schulter angesiedelt, die Galle und Leber. Er nennt sie eine aufgeblasene Mars- oder Saturn-Energie. Mars ist eine aktive auf Kampf ausgerichtet Energie. Kann ich nicht direkt angreifen, kommt es zur aufgeblasenen Marsenergie und zur aufgeblasenen Saturn-Energie, die für die Frustration steht.

Das Trauma-Symbol wird als Kreisform mit äußeren Zickzacklinien gesehen, wie bei Zeichnung mit einem Tremor. Der Sitz ist meist auf der linken Schulter. Dies ergibt immer ein physisches Problem. Mit der Frage, wo wird dafür Energie entnommen, wird ihm dann ein Organsymbol gezeigt.

Das Wegnehmen und das Hinzufügen und die Jakobsleiter:

Im Unterschied zu früher, wo er bei der Reparatur bei allen Elementen und in allen Dimensionen ziemlich viel Zeit verbraucht hatte, bittet er die Engel, Korrektur in allen Dimensionen durchzuführen und so sei es. Sie wissen schon, was exakt zu tun ist. Er entdeckte vor zwei Jahren auch in der Schweiz die 5. Dimension und wie eine Verbindung mit einer Art Jakobsleiter bei den unterbrochenen Ebenen des Lebensbaumes hergestellt wird. Von den Engeln wurde dies in einer überlappenden Form hergestellt. Die Frage war: kannst du eine Brücke bauen zur Quelle. Nach erfolgter Brücke war die Körperfunktion, wie der Arm zeigte, schlagartig verbessert. Die Frage an den Klienten lautete: Willst die Engel bitten, dass sie eine transdimensionale Brücke bauen? Bei Maya zeigte sich spontan der Erfolg.

Da der Autozug erst um 15 Uhr Feldkirch verließ, konnte ich nach der Nordumfahrung von Zürich nach Konstanz am Bodensee fahren und das Südufer dieses geomantischen Herzens des europäischen Wassersystems mir einmal näher betrachten. Dabei kam es mehrmals fast zu kleinen Schneestürmen.